小儿
推拿按摩
专家教

孙平　主编

U0351951

江苏凤凰科学技术出版社

图书在版编目（CIP）数据

小儿推拿按摩专家教/孙平主编．— 南京：江苏
凤凰科学技术出版社，2015.11（2017.5 重印）
ISBN 978-7-5537-4954-9

Ⅰ．①小… Ⅱ．①孙… Ⅲ．①小儿疾病－按摩疗法（
中医）Ⅳ．① R244.1

中国版本图书馆 CIP 数据核字 (2015) 第 149091 号

小儿推拿按摩专家教

主　　　　编	孙　平	
责 任 编 辑	樊　明　　葛　昀	
责 任 监 制	曹叶平　　方　晨	

出 版 发 行	江苏凤凰科学技术出版社
出版社地址	南京市湖南路 1 号 A 楼，邮编：210009
出版社网址	http://www.pspress.cn
印　　　刷	北京文昌阁彩色印刷有限责任公司

开　　　本	718mm×1000mm　1/16
印　　　张	16.5
字　　　数	280 000
版　　　次	2015年11月第1版
印　　　次	2017年5月第2次印刷

标 准 书 号	ISBN 978-7-5537-4954-9
定　　　价	39.80元

图书如有印装质量问题，可随时向我社出版科调换。

目录

第三章

经络保健康

第一章
经络初入门

父母给孩子一生健康的保证

每一位父母都希望孩子能健健康康，长命百岁。当孩子身体感到不适时，父母的手很自然会去按摩孩子不舒服的地方，如肚子痛时会去揉揉肚子，颈痛时会去按按颈部，头疼时会去揉按头部。久而久之，人们就发现了有效治疗病痛的穴位和反射区，从而形成了自成系统的小儿推拿、特效穴位按摩、刮痧等中医疗法。中医学说源远流长又博大精深，几千年来自成体系，在小儿医疗方面积累了大量的临床经验，通过推拿、刮痧、针灸、拔罐等不同手法的运用，通经络，平阴阳，和营卫，理气血，调脏腑，治疗疾病和养生保健。

人体是以五脏（心、肺、肝、脾、肾的总称）为中心，通过经络联络全身的有机整体。推拿、刮痧等手法可以改善孩子身体经络、血液循环，祛除体内污浊之气，让经络畅通，气血旺盛。所谓"通则不痛，痛则不通"，血脉要通、气要通和、心气要通、胃肠要通，这样孩子才能吃得下，睡得着，拉得净，放得开，长得快，身体好。

同时，中医疗法入门简单，不需理解艰深的知识，不必使用专业的医疗器材，父母只要找到正确的穴位及反射区，只需学会简单的推拿、穴位按摩、刮痧等手法，熟练之后很快就能在家轻轻松松为孩子保健治病，效果显著。

本书从父母的需求出发，为家长们重点介绍中医疗法中简单易操作的推拿按摩技巧、刮痧手法，分析儿童身体不同发展阶段的生理特点，以脉络学说作为主导理论，辅助日常食物疗养，并运用简洁清晰的图解形式为家长提供各种疾病的中医疗法。同时，根据孩子的生活、学习特点，为孩子制订专门的中医日常保健养生法，保孩子一生健康。

经络系统表

经脉
- 十二经脉
  - 手三阳经
    - 手阳明大肠经　　如：偏历
    - 手少阳三焦经　　如：外关
    - 手太阳小肠经　　如：支正
  - 手三阴经
    - 手太阴肺经　　如：列缺
    - 手厥阴心包经　　如：内关
    - 手少阴心经　　如：通里
  - 足三阳经
    - 足阳明胃经　　如：丰隆
    - 足少阳胆经　　如：光明
    - 足太阳膀胱经　　如：飞扬
  - 足三阴经
    - 足太阴脾经　　如：公孙
    - 足厥阴肝经　　如：蠡沟
    - 足少阴肾经　　如：大钟
  - 十二经别
  - 十二经筋
  - 十二皮部
- 奇经八脉
  - 任脉　　如：鸠尾
  - 督脉　　如：长强
  - 冲脉
  - 带脉
  - 阴维脉
  - 阳维脉 ── 附属于十二经脉之间
  - 阴跷脉
  - 阳跷脉

络脉
- 十五络 ── 从经络分出的横斜分支
- 孙络 ── 自络脉分支而出，数以万计，遍布周身
- 浮络 ── 体表的络脉

9

小儿推拿的基本常识

推拿须知

适宜年龄： 适用于 5 岁以下幼儿，对婴幼儿效果更好，实际操作中对 18 岁以下的小儿疾病，都可以尝试运用推拿法来治疗和保健。

推拿步骤： 一般先从头部和面部开始，然后是上肢，然后是胸部、腹部、腰部、背部，最后是下肢；先推主穴，再推配穴。

推拿次数： 一般每日 1 次，对于急性热病，可以每日 2 次，每次 15~20 分钟。

推拿禁忌： 诊断不明的急性病症不宜推拿。各种皮肤病患处、恶性肿瘤的局部、烧烫伤和皮肤破损处、骨折早期未愈合的局部和截瘫患儿初期不适用推拿；患有出血性疾病、急性传染病的小儿不宜推拿。

注意事项： 父母应该洗净双手，两手搓暖后再进行推拿；指甲要圆润，防止推拿时伤到患儿的皮肤；推拿过程中注意孩子的保暖。

推拿穴位和手法

开天门： 以两手大拇指指面或桡侧面自下而上交替直推两眉中间至前发际一条线。

推坎宫： 以两手大拇指面或桡侧面自眉头向眉梢一条线方向分推。

揉太阳： 以两手大拇指面或中指面按揉眉后凹陷处。

山根： 以大拇指指甲掐鼻根处。

揉耳后高骨： 以两手大拇指指面或中指面揉耳后高骨微下凹陷处。

推天柱骨： 以大拇指面或食指面自枕骨下沿后发际正中风府穴向下推至大椎穴。

揉乳根、乳旁：分别以中指和食指按揉乳头下 2 分处的乳根和乳头旁 2 分处的乳旁。

摩腹：以手掌面或手指面顺时针或逆时针方向摩腹部 5 分钟。

分腹阴阳：以两手大拇指或桡侧面自中脘穴向两肋下软肉处分推。

揉丹田：以大拇指指面揉小腹部肚脐下 2 寸与 3 寸之间的丹田。

揉脐：以大拇指指面揉肚脐正中。

拿肚角：以两手大拇指指面与食、中指指面提拿腹部两侧之肚筋，即肚角。

推七节骨：以大拇指指面或食指、中指指面自第四腰椎，推至尾椎骨端称为推下七节骨；自尾椎骨端推至第四腰椎称为推上七节骨。

揉龟尾：以大拇指指端或中指指端揉尾椎骨端下方凹陷处。

捏脊：以大拇指桡侧缘抵住皮肤，食指、中指前按，3 指同时用力提拿皮肤，从尾椎骨端捏至大椎穴 3~5 遍。

掐十王：以大拇指指甲依次掐十指尖端。

掐揉四横纹：以大拇指指甲依次掐食、中、环、小指第一指间关节横纹处，即四横纹。

推四横纹：以大拇指指面推食、中、环、小指第一指间关节横纹处，即四横纹。

按揉掌小横纹：以大拇指指端或中指指端按揉小指根下、掌纹尺侧头的掌小横纹处。

补脾经：用左手拇、食指捏住小儿拇指，使其微屈，用右手拇指自小儿拇指指尖推至指根。

清脾经：用左手拇、食指捏住小儿拇指，使其伸直，用右手拇指自小儿拇指指根推至指尖。

补肝经：自食指指尖向其掌面末节指纹方向直推。

清肝经自食指掌纹面末节指纹推向指尖。

补心经：自中指指尖向其掌面末节指纹方向直推。

清心经：自中指掌面末节指纹向指尖方向直推。

补肺经：自环指指尖向其掌面末节指纹方向直推。

清肺经：自环指掌面末节指纹向指尖方向直推。

补肾经：以大拇指指面或桡侧面，自小指掌面末节指纹向指尖方向直推。

清肾经：以大拇指指面或桡侧面，自指尖向小指掌面末节指纹方向直推。

补大肠：以大拇指指面或桡侧面，自食指桡侧缘指尖推至指根呈一直线。

清大肠：以大拇指指面或桡侧面，自食指桡侧缘指根推至指尖呈一直线。

补小肠：以大拇指指面或桡侧面，自小指尺侧缘指尖推至指根呈一直线。

清小肠：以大拇指指面或桡侧面，自小指尺侧缘指根推至指尖呈一直线。

推天门入虎口：以大拇指指面或桡侧面，在患儿拇指尺侧缘，自指尖推至虎口呈一直线。

揉内劳宫：以大拇指指端或中指指端揉手掌心。屈指时中指与环指中间凹陷处的内劳宫。

揉小天心：以大拇指指端或中指指端揉大小鱼际交界处凹陷中的小天心。

顺运内八卦：以大拇指指面或中指指面，顺卦次运内八卦。即以手掌心为圆，从掌心到中指根的 2/3 为半径的圆圈。

顺运内八卦

逆运内八卦：以大拇指指面或中指指面，逆卦次运内八卦，即以手掌心为圆心，从掌心到中指根的 2/3 为半径的圆圈。

逆运内八卦

揉板门：以大拇指指端或中指指端揉手掌大鱼际平面的中央。

推板门：以大拇指指面或桡侧面推手掌大鱼际平面，自指根推向腕横纹称为板门推向横纹，反之则称为横纹推向板门。

横纹推向板门
揉板门
板门推向横纹

补胃经：以大拇指指面或桡侧面推大鱼际桡侧缘，自指根向腕横纹呈一横线。

清胃经：以大拇指指面或桡侧面推大鱼际桡侧缘，自腕横纹向指根呈一横线。

清胃经↑
补胃经↓

运土入水：以大拇指指面或桡侧拇指面，自拇指尖端，经手掌边缘、小指掌面稍偏尺侧，运至小指尖呈一直线。

运土入水

运水入土：以大拇指指面或桡侧拇指面，自小指尖，经手掌边缘、小指掌面稍偏尺侧，运至拇指尖端呈一直线。

运水入土

分推大横纹：以两手大拇指指面或桡侧面自手掌掌后横纹中间向两侧分推。

按揉总筋：以大拇指或中指指端按揉腕横纹的中点总筋。

揉二人上马：以大拇指指端或中指指端揉手背第四、五掌指关节后凹陷中。

揉一窝风：以大拇指指端或中指指端揉手背腕横纹正中凹陷处的一窝风。

揉膊阳池：以大拇指指端或中指指面，揉手背腕横纹正中后上3寸处。

掐端正：以大拇指指甲掐中指指甲两侧1分处的端正穴。

掐老龙：以大拇指指甲掐中指指甲根中点上1分处的老龙穴。

掐揉五指节：以大拇指甲依次掐揉掌背五指第一指关节处。

揉二扇门：以食指、中指揉手背中指本节两旁凹陷处的二扇门。

揉外劳宫：以大拇指指端或中指指端揉手背中央，第三、四节掌骨间的外劳宫穴，与内劳宫相对。

推涌泉：以大拇指指面自后向前推足掌心前凹陷中的涌泉穴。

揉涌泉：以大拇指或中指指端揉足掌心前凹陷中的涌泉穴。

揉涌泉

推三关：以大拇指桡指侧或食指、中指指面，自前臂桡侧、自腕横纹推至肘横纹呈一条直线。

清天河水：以大拇指桡侧面或食、中指指面，自前臂掌侧正中，从腕横纹至肘横纹呈一条直线。

退六腑：以食指、中指指面，在前臂尺侧，从肘尖至腕横纹呈一条线。

清天河水

退六腑

推三关

掐威灵、精宁：以大拇指指甲掐手背第二、三掌骨骨缝间的威灵穴；以拇指指甲掐手背第四、五掌骨骨缝间的精宁穴。

掐威灵、精宁

精宁 威灵

推箕门：以食指、中指指面，在大腿内侧面，从膝上缘推至腹股沟呈一直线。

按揉百虫窝：以大拇指指端或中指指端按揉膝内上缘，血海穴上 2 寸处。

按揉足三里：以大拇指指端按揉位于髌韧带外侧凹陷处正中下 3 寸处。

推箕门

按揉百虫窝

按揉足三里

儿童特效穴位推拿的基本常识

推拿须知

推拿前

1. 清洁手部：推拿前，父母要洗净双手，剪短指甲，并将戒指取下，避免伤及孩子肌肤。另外，在孩子的身上涂抹一些痱子粉或滑石粉，以避免损伤孩子柔嫩的肌肤。

2. 搓热孩子的手掌：推拿前最好帮孩子搓热双手，或者让孩子将双手搓热，可提高疗效。

推拿中

1. 姿势舒适：让孩子尽量采取最舒适的姿势，可避免因不良的姿势所引起的酸麻反应。

2. 力道平稳：按摩力道不应忽快忽慢，宜平稳、缓慢进行。

推拿后

1. 记得喝水：推拿完后可让孩子喝适量温开水，可促进新陈代谢，有排毒的疗效。

2. 避免浸泡冷水：父母不可立刻用冷水给孩子洗手和洗脚，一定要用温水将手脚洗净，且双脚要注意保暖。

推拿手法

按法：这是最常用的推拿手法，动作简单易学。

按法

摩法：这是推拿手法中最轻柔的一种，力道仅仅限于皮肤表面及皮下。

摩法

推法：这也是推拿手法中常用的一种，力道较重。

推法

捏拿法：以大拇指和其余手指的指端，像是要抓起东西的样子，稍用力提起肌肉，这是拿法；而捏法是用拇指和食指把皮肤和肌肉捏起来。

捏拿法

父母必学的 *15* 个特效穴位

风池穴

主治：感冒和头痛

合谷穴

主治：牙痛和扁桃体炎

足三里穴

主治：神经痛和胃病

攒竹穴

主治：眼痛和小儿呃逆

三阴交穴

主治：小儿哮喘和食欲不振

中渚穴

主治：耳痛和落枕

长强穴

主治：便秘和腹泻

委中穴

主治：腰痛和中暑

迎香穴

主治：鼻炎和鼻出血

内庭穴

主治：牙痛和腹泻

涌泉穴

主治：中暑和头痛

丰隆穴

主治：眩晕和咳嗽

天枢穴

主治：痢疾和消化不良

瞳子髎

主治：眼痛和麻痹

曲池穴

主治：感冒和小儿湿疹

小儿刮痧的基本常识

刮痧须知

1. 刮痧时，要选择空气清新、冷暖适宜的室内环境，注意避免风寒侵袭，以免引发新的病症。父母给孩子刮痧后，要让孩子在室内待一段时间再自由活动。

2. 刮拭穴位时要刮到出痧为止，但也不能片面要求出痧而过度用力刮拭。

3. 刮痧过程中，父母若是给孩子刮拭的部位不准确或手法不当均无副作用，父母可安心操作。

4. 刮痧后父母要让患儿饮一杯温水，帮助其新陈代谢。

刮痧区域

可分段刮拭

刮痧步骤

1. 将刮痧油涂抹在患者患处或者治病穴位范围内的经络线上。刮痧的区域一般以穴位为中心，总长度为3~5寸，以大于穴区范围为原则。如果需要刮拭的经脉过长，可以分段刮拭。刮痧板与刮痧方向皮肤间的夹角应该小于45度，在疼痛敏感的部位，最好小于15度。

2. 用刮痧板顺次刮拭。身体刮痧的顺序一般为：先刮拭头面部，而后从上到下刮拭身体，先背腰后胸腹，先躯干后四肢，先阳经后阴经。双手、双足由上而下，脸部、胸部由内而外，头部、背部由上而下。任何病症都要先刮拭颈椎，再刮其他患处。

涂刮痧油

刮痧顺序

3. 父母给孩子的一次刮痧时间一般在10~15分钟,同时也要视患儿的身体状况而定。刮拭过程中不要用力过猛,以免损伤孩子的肌肤,但要保持一定的压力,且用力均匀,这样才能起到刮痧的效果,根据刮痧的部位不同可适时改变刮痧力度。

4. 第二次刮痧需要等无痛感时才能再刮。直到患处无痧出现,那么病症才算消失了。

刮痧力度要均匀

出痧

退痧

无痧

刮痧后的反应	
正常反应	刮拭部位出现不同颜色、形态的痧,颜色有鲜红色、暗红色、紫色及青黑色,形态有斑块状、水疱样、包块状或结节状属于正常反应
	刮痧半小时后皮肤表面的痧逐渐融合,呈现出一片的痧,深部色块样的痧逐渐消失。12小时后,色块样的痧变成青紫色或青黑色属于正常反应
	5~7 天后痧点慢慢消退。胸背部、上肢部、颜色较浅的痧都容易消退,腹部、下肢部、颜色较深的痧则不容易消退也属于正常反应
不正常反应	刮痧 24 小时内有短时间疲劳、全身低热属于异常反应,出现的原因是体质虚弱、刮痧时间过长、力度过重,适度休息即可恢复正常,不用采取特别的预防措施,平时注意增强孩子的体质
	刮痧治疗结束后,刮拭部位皮肤出现肿胀、灼热等不适的感觉,两天后还没有消退属于不正常反应。引起的原因是刮拭时间太长,力度太重。可在刮痧 24 小时后进行局部的热敷,并且再次刮痧时应适当减少刮拭时间,减小刮拭力度
	孩子出现头晕目眩、面色苍白、心慌出冷汗、四肢发冷、恶心欲吐,甚至出现血压下降、神志昏迷,这种情况就是晕刮,也是严重不正常的反应。引起的原因是孩子存在紧张情绪,或者在空腹、过度疲劳等情况下进行刮痧,或者刮拭时间太长、力度太重、刮拭部位太多。一旦出现这种反应应立即停止刮拭,给孩子喝开水或糖水,用刮痧板角部点按百会穴、水沟穴、内关穴、足三里穴、涌泉穴,并消除孩子对刮痧的紧张情绪

刮痧握板及运板方法

握板方法

刮痧板的长边横靠在手掌心，大拇指和其余四个手指分别握住刮痧板的两边，刮痧时用手掌心的部位向下按压。

运板方法

1. 面刮法

刮拭时，用刮板的1/3边缘接触皮肤，刮板向刮拭的方向倾斜45度，用腕力多次向同一方向刮，适用于身体较平坦的部位。

2. 角刮法

用刮板角部，在穴位上刮，刮板面与皮肤呈 45 度。适用于肩贞穴及胸部的中府、云门等穴。

3. 点按法

刮板角与穴位呈 90 度，由轻到重，用刮板棱角点按刮拭。适用于骨骼凹陷处，关节部位、肌肉丰满处。

4. 疏理经气法

沿经脉的运行部位，用刮痧板自上而下刮拭，一次刮痧面宜长。

5. 按揉法

按揉法有两种方式，依据刮痧板的方向不同，可以分为平面按揉法和垂直按揉法。

平面按揉法：刮痧板的角度小于 20 度按压在孩子的穴位上，做柔和、缓慢的旋转运动。

垂直按揉法：刮痧板的边缘垂直按压在孩子的穴位上，做柔和、缓慢的旋转运动。

平面按揉法　　　　　　　　　　　　垂直按揉法

第二章

经络治百病

头痛

引起孩子头痛的原因有很多，饮食不当、天气变化、疲劳甚至烦恼等都容易引起孩子头痛症状。针对不同的发病原因，家长对孩子的治疗方式也有所不同。

推拿疗法

1. 抹太阳穴至风池穴，两侧各 30~50 次。

2. 拿风池穴、肩井穴（刺激比较强）20~30 次。

3. 最后重复抹印堂穴至攒竹穴至鱼腰穴至太阳穴 10 次，每日 1~2 次，7 日为 1 个疗程。

特效穴位

列缺穴

属手太阴肺经经脉的穴位，在桡骨茎突的上方，腕横纹上 1.5 寸处。即左右两手虎口相互交叉时，当一只手的食指压在另一只手的手腕后桡骨茎突上之小凹窝处，约距腕关节 1.5 寸处。

父母用食指的指腹揉按，或用食指指甲尖掐按，先左手后右手，每次各揉（掐）按 1~3 分钟。

头维穴

属足阳明胃经经脉的穴位，位于头侧部的发际中，在发际点向上一指宽处（当额角发际上 0.5 寸，头正中线旁开 3.3 寸），嘴动时该处肌肉也会动。

患儿在瞬间吐尽空气的同时，父母用双手大拇指指腹强压，每秒钟按压 1 次，如此重复 10~20 次。

鱼际穴

属手太阴肺经经脉的穴位，手掌的掌心朝上，在第一掌骨中点之桡侧，赤白肉的交际处。

父母弯曲大拇指，以指甲尖垂直轻轻掐按，每次左右手各掐揉 1~3 分钟。

推荐食材

草鱼	山药	核桃	柑橘	桃子

取穴技巧

列缺穴

父母和患儿均把一手拇指张开，两手虎口接合成交叉形。父母用右手食指压在患儿左手桡骨茎状突起上部，食指尖到达的位置即是。

程度	食指揉法	时间 / 分钟
适度		1~3

头维穴

患儿正坐或仰靠、仰卧，父母食指与中指并拢，中指指腹位于头侧部发际里发际点处，食指指腹所在处即是。

发际

头维 3.3寸 头维

程度	食指揉法	次数 / 次
适度		10~20

鱼际穴

父母以一手手掌轻握患儿手背，弯曲大拇指，以指甲尖垂直下按第一掌骨侧中点的肉际处即是。

程度	拇指揉法	时间 / 分钟
轻		1~3

食疗保健

忌食：巧克力、咖啡、柑橘

多食：鲜鱼、杏仁、动物肝脏

1. 川芎三钱，白芷三钱，煎服或研末吹鼻。

2. 全蝎一钱，蜈蚣三条，地龙三钱，焙干，研末吞服，每次一钱，每日2次。

3. 薄荷液：将干燥的薄荷叶放入热水中，煮3分钟，喝下煮出的薄荷液。

刮痧疗法

第一步，不同的头痛有不同的刮拭顺序。若孩子为偏头痛，则从太阳穴开始至天柱穴；头顶痛则按照从百会穴到头维穴的顺序刮拭；后脑痛则应该先刮拭完骨穴、风池穴、天柱穴一带。

第二步，刮拭肩部，从头侧至肩井穴一带。

第三步，用平面按揉法刮拭合谷穴，合谷穴位于第一、二中侧掌骨之间的凹陷处。

头维穴
额角发际上0.5寸处

率谷穴
头部耳尖直上入发际1.5寸处

悬厘穴
头部发际上，头维穴与曲鬓穴弧形连线的上3/4与下1/4的交点处

太阳穴
眉梢与外眦之间，向后约1横指凹陷处

百会穴
头顶部

完骨穴
头部耳后乳突的后下方凹陷处

风池穴
项部枕骨下，胸锁乳突肌与斜方肌上端间凹陷处

天柱穴
项部，哑门穴向外旁开1寸处

肩井穴
肩上前直乳中，当大椎穴与肩峰端连线的中点处

合谷穴
第一、二掌骨凹陷中

父母刮痧		
时间	运板	次数
10~15 分钟	面刮法 平面按揉法	20~30 次

感冒

感冒是小儿发病率相当高的病症之一，四季常有。感冒多因六淫之邪和流行病毒侵入肺部引起，主要表现为发热、鼻塞、流涕、咳嗽、头痛等症状，进而出现全身乏力、头晕目眩、呕吐泻痢、口黏苔腻等症状。

推拿疗法

1. 推天门，用两拇指从眉心起，交替向上至前发际推 100~150 次。

2. 推坎宫，用两拇指从眉弓至眉梢分推 100~150 次。

3. 按揉太阳穴 100~150 次，揉耳后高骨 100~150 次。

特效穴位

身柱穴

属督脉的穴位，在人体后背部的正中线上，第三胸椎棘突下凹陷处。

父母把食指叠加在中指指背上，一起用力揉按穴道，有刺痛的感觉。每次左右手各揉按 3~5 分钟，先左后右。

风府穴

属督脉的穴位，位于人体的后颈部，当后发际正中直上 1 寸，枕外隆凸直下，两侧斜方肌之间凹陷处。

父母大拇指指尖相互叠加向下，用指腹（或指尖）揉按穴位，有酸痛、胀麻的感觉，每次揉按 1~3 分钟。

太渊穴

属手太阴肺经经脉上的穴位，手掌心朝上，腕横纹的桡侧，大拇指立起时，有大筋竖起，筋内侧凹陷处就是此穴位。

父母弯曲大拇指，以大拇指及指甲尖垂直轻轻掐按，每次左右各掐按 1~3 分钟。

推荐食材

葱白	鸡蛋	生姜	牛奶	苹果

取穴技巧

身柱穴

患儿背坐或俯卧，双手下垂，父母将手放在患儿背后正中线，第三胸椎棘突下凹陷中穴位，中指所在位置即是该穴位。

程度	中指折叠法	时间 / 分钟
重		3~5

风府穴

患儿背坐或俯卧，父母伸左手置于患儿后脑处，掌心向头，扶住后脑勺，四指指尖向头顶，大拇指指尖所在位置的穴位即是。

程度	拇指压法	时间 / 分钟
重		1~3

太渊穴

父母以一手手掌轻握患儿手背，弯曲大拇指，大拇指指腹及指甲尖垂直下按处就是该穴位。

程度	拇指压法	时间 / 分钟
适度		1~3

食疗保健

忌食：茶、冷饮、辛辣食物、蜂蜜

多食：西红柿、酸奶、姜糖水、坚果

红糖蛋花汤：鸡蛋在碗中打匀，并将煮沸的红糖水倒入盛有鸡蛋的碗中。1岁以上的宝宝可再加1片生姜，能祛寒暖胃，且利于消化吸收。

刮痧疗法

第一步，用单角刮法刮拭风池穴，并用面刮法刮颈部大椎穴及肺俞穴。

第二步，用单角刮法刮前胸部中府穴，由内而外。

第三步，用面刮法从上而下刮拭手臂孔最穴、合谷穴，并用同样的方法刮拭小腿正前方的足三里穴。

风池穴
项部，风府穴两旁凹陷处

中府穴
胸部，距胸骨正中线6寸处

中脘穴
腹正中线上，脐上4寸处

大椎穴
第七颈椎与第一胸椎棘突之间

风门穴
第二胸椎棘突下，脊椎旁开1.5寸处

孔最穴
太渊穴与尺泽穴连线上，太渊穴上7寸处

足三里穴
外侧膝眼下直下3寸，距胫骨前嵴1横指处

父母刮痧		
时间	运板	次数
10~15分钟	面刮法角刮法	20~30次

流鼻血

　　流鼻血是小孩经常发生的事情。由于小孩鼻子内部黏膜较柔嫩，且毛细血管丰富，所以一旦遇到意外碰撞或者小孩自己抠、挖鼻孔不慎，都很容易引起流鼻血的问题。民间有很多迅速止鼻血的偏方，家长可以多记几个，然后根据情况给孩子止血。同时，患儿流鼻血有可能是鼻子过敏、鼻腔肿瘤、鼻息肉、急性白血病等疾病的症状，家长要格外注意，尽早带孩子去医院观察治疗。

特效穴位

百会穴

　　属督脉的穴位，位于人体头部，在头顶正中线与两耳尖端连线的交点处。

　　父母将左手中指按压在穴位上，右手中指按在左手中指指甲上，双手中指交叠，同时向下用力揉按穴位，有酸胀、刺痛的感觉。每次各揉按 1~3 分钟。

迎香穴

　　属手阳明大肠经脉的穴位，在鼻翼外缘中点旁、当鼻唇沟中间。

　　父母以中指指腹直接垂直按压穴位。每日按压 2 次，每次揉按 1~3 分钟。

大椎穴

　　属督脉的穴位，位于人体背部正中线上，第七颈椎棘突下凹陷中。

　　父母大拇指指尖向下，用指腹（或指尖）揉按穴位，有酸痛、胀麻的感觉。每次左右各揉按 1~3 分钟，先左后右。

合谷穴

　　属手阳明大肠经脉上的穴位，当拇指和食指伸张时，在第一、二掌骨的中点，稍微偏向食指处。

　　父母用手掌轻握患儿拳，以大拇指指腹、垂直按压穴位，每次按压左右手各 1~3 分钟。

推荐食材

樱桃	甘草	葡萄	西瓜	绿豆

取穴技巧

百会穴

患儿背坐，父母举双手，虎口张开，大拇指指根碰触患儿耳尖，掌心向头，四指朝上。双手中指在头顶正中相碰触所在穴位即是。

程度	二指压法	时间／分钟
轻		1~3

迎香穴

患儿正坐，父母双手轻握拳，食指、中指并拢，食指指尖贴鼻翼两侧，食指指尖所在的位置即是。

程度	中指压法	时间／分钟
适度		1~3

大椎穴

患儿背坐或俯卧，父母把手放在患儿背后正中线上，第七颈椎棘突下凹陷中即是。

程度	拇指压法	时间／分钟
轻		1~3

合谷穴

患儿手轻握空拳，弯曲拇指与食指，两指指尖轻触、立拳，父母以手掌轻握患儿拳外，以大拇指指腹垂直下压处即是。

程度	拇指压法	时间／分钟
重		1~3

食疗保健

忌食：巧克力、薯条、桂圆

多食：荸荠、苦瓜、绿豆汤、梨、葡萄

1. 9 克藕节、6~9 克艾叶、9 克侧柏叶、9 克生地。把水放到与药面平，开锅后用小火煮 15 分钟左右，然后把汤盛出，分 2 份，早晚服用，一般 3~5 天即好。

2. 取白茅根 10 克，蚕豆花 10 克，煎汤代茶饮，每日一剂，15 天为一疗程。

刮痧疗法

第一步，用角刮法刮拭后头部哑门穴。

第二步，用平面按揉法刮拭食指掌指的二间穴。

第三步，用角刮法刮拭足部第二指甲外侧的厉兑穴。

哑门穴
项部，后发际正中上0.5寸处

二间穴
食指桡侧第二掌指关节前线中处

厉兑穴
足第二趾外侧，距指甲约1厘米处

父母刮痧		
时间	运板	次数
10~15 分钟	角刮法 平面按揉法	10~20 次

小儿夜啼

小儿夜啼多发于 6~7 个月的婴幼儿，最常见的是由于日间受惊吓或腹痛、消化不良，或饥饿、佝偻病、蛲虫感染所致，主要症状为入睡后 15~30 分钟发作，突然惊恐、眼直视或紧闭，呼吸急促，心跳加快，出汗，持续约 10 分钟后再入睡，或辗转反侧、烦躁不安、啼哭不止，甚至通宵难以入睡，而日间安静。

推拿疗法

1. 常用手法：清脾经 150 次，揉外劳宫 150 次，运内八卦 100 次，捣小天心 100 次，揉一窝风 100 次，按揉双侧耳后高骨 150 次，揉百会穴 100 次，摩腹、揉中脘穴 100 次。

2. 若有便溏者为脾胃虚寒，应加推上三关 100 次；若兼烦躁不安，哭时面赤唇红者，为心经积热，应加清心经、清肝经各 150 次，揉掐五指节 150 次；若兼睡中惊惧，唇与面色乍青乍白者，应加捣小天心。

上述推拿疗法每日推拿 1 次，4 天为 1 个疗程。

特效穴位

三阴交穴

属足太阴脾经经脉的穴位，在人体小腿内侧，足内踝上缘三指宽，踝尖正上方胫骨边缘凹陷中。

父母以大拇指指尖垂直按压穴位，每天早晚各一次，每次左右足各揉按 1~3 分钟。

神阙穴

属任脉的穴位，在人体的腹中部，肚脐的中央。

父母用左手手掌掌心对准肚脐，覆盖在肚脐上，右手手掌覆盖于左手掌背，双手掌同时出力，揉按穴位，有酸痛感。每次左右手在下互换，各揉按 1~3 分钟。

厉兑穴

属足阳明胃经经脉的穴位，厉兑穴在食指外侧，位于指甲生长处的边角向中指靠近 2 毫米的地方；第二厉兑穴在第二足趾甲根、边缘中央下方的 2 毫米处；第三厉兑穴在脚（右脚）的第三根趾头的第一关节和第二关节之间。

父母以大拇指指甲垂直掐按穴位，每日早晚各掐按 1~3 分钟，先左后右。

推荐食材

蛋黄	豆腐	虾皮	紫菜	牛奶

取穴技巧

三阴交穴

患儿正坐，抬脚置另一腿上，父母除拇指外的四指并拢伸直，并将小指置于足内踝上缘处，则食指下，踝尖正上方胫骨边缘凹陷处即是该穴。

踝尖

程度	拇指压法	时间 / 分钟
适度		1~3

神阙穴

在肚脐正中取穴即可。

程度	全手压法	时间 / 分钟
轻		1~3

厉兑穴

患儿正坐屈膝，把脚抬起放在另一腿上。父母用手的四指置脚底托着，拇指在脚背。弯曲大拇指下压，其指甲所在第二趾外侧指甲角处即是。

程度	拇指压法	时间 / 分钟
适度		1~3

食疗保健

扁豆红枣茶：将扁豆炒好后磨成粉，每次煮 4 克扁豆粉，加入红枣茶，每天喝 3~4 次。

注意：为了让孩子拥有良好的睡眠质量，首先要适当掌握晚饭食量，且要适当饮水，同时要为孩子准备舒适的睡眠环境。

刮痧疗法

第一步，用面刮法刮拭脊背部的身柱穴。

第二步，用面刮法刮拭腹部的中脘穴。

第三步，用平面按揉法刮拭小腿正前方的足三里穴。

中脘穴
腹部正中线上，脐上4寸处

身柱穴
背部，第三胸椎棘突下凹陷处

足三里穴
外侧膝眼下直下3寸，距胫骨前嵴1横指处

父母刮痧		
时间	运板	次数
10~15 分钟	面刮法 平面按揉法	10~20 次

35

小儿流涎

中医认为"皮之液为涎"，小儿流涎是唾液分泌过多或不能下咽的口涎外流现象。小儿流涎多是由于口腔炎症、面神经麻痹、脑炎后遗症及呆小病、消化不良等引起，主要表现为口中经常流涎，浸渍两颐及胸前，且口角周围发生粟米红疹及糜烂等，一般 2~6 岁体虚的患儿发病率较高。

推拿疗法

1. 脾胃湿热的患儿，可清脾经，清胃经，清天河水，掐揉四横纹，揉总筋各 100 次，采用泻法摩腹，每日一次。

2. 脾气虚弱的患儿，可补脾经，补肾经，运内八卦，推三关各 100 次，用补法摩腹，揉足三里穴 100 次，每日一次。

特效穴位

地仓穴

属于足阳明胃经经脉的穴位，位于口角外侧旁开约 0.4 寸处。

父母用食指指甲垂直下压患儿唇两旁穴位，稍用力掐揉，每次 1~3 分钟。

承浆穴

属任脉的穴位，在面部当颏唇沟的正中凹陷处。

父母用食指指腹垂直下压穴位，稍用力掐揉，每次 1~3 分钟。

上廉泉穴

属经外穴位，在颈上部正中，下颌下缘与舌骨体之间凹陷处。

父母用食指指腹垂直下压穴位，稍用力掐揉，每次 1~3 分钟。

推荐食材

小米	山药	丝瓜	萝卜	金银花
绿豆	虾	花生	核桃	海参

取穴技巧

地仓穴

患儿仰卧，轻闭口，父母举两手，用食指指甲垂直下压患儿唇角外侧两旁处即是。

唇角

地仓 地仓

程度	食指压法	时间 / 分钟
重		1~3

承浆穴

患儿仰卧，轻闭口，父母举一手，用食指指腹垂直下压患儿颏唇沟的正中凹陷处即是该穴。

程度	食指压法	时间 / 分钟
重		1~3

上廉泉穴

患儿仰卧，轻闭口，父母用一手，用食指指腹垂直下压患儿下颌下缘与舌骨体之间的凹陷处即是。

程度	食指压法	时间 / 分钟
重		1~3

食疗保健

忌食：姜、蒜、辣椒

多食：绿豆汤、丝瓜汤、花生、虾、核桃

米仁粥：米仁 100 克，生山楂 20 克（鲜的更好），水 650 毫升。用小火煮 1 小时，浓缩汤汁每日分 3 次服食，空腹服，连服 7 日。

刮痧疗法

第一步，用面刮法刮拭脊背部的脾俞穴。

第二步，用面刮法刮拭腹部的中脘穴。

第三步，用平面按揉法刮拭第一、二掌骨之间的合谷穴。

中脘穴
腹部正中线上，脐上4寸处

脾俞穴
背部，第十一胸椎棘突下，旁开1.5寸处

合谷穴
第一、二掌骨凹陷中

父母刮痧		
时间	运板	次数
10~15 分钟	面刮法 平面按揉法	10~20 次

百日咳

百日咳是由百日咳嗜血杆菌引起的急性呼吸道传染病，一般发生在秋冬季节，主要症状为阵发性、痉挛性咳嗽，且咳完后伴有鸡啼样的吸气回声、外周血淋巴细胞增高，5 岁以下的儿童易发此病。本病由于初期类似感冒，咳嗽不显，易被家长误认为是感冒，错失治疗的最佳时间。近年由于广泛普及接种百日咳疫苗，其发病率已下降。

特效穴位

身柱穴

属督脉的穴位，在人体后背部，当后正中线上，第三胸椎棘突下凹陷处。

父母把食指叠加在中指指背上，一起用力揉按穴位，有刺痛的感觉。每次左右手各揉按3~5 分钟，先左后右。

太渊穴

属于手太阴肺经经脉上的穴位，手掌心朝上，腕横纹的桡侧，大拇指立起时，有大筋竖起，筋内侧凹陷处就是该穴位。

父母弯曲大拇指，以大拇指指及甲尖垂直轻轻掐按，每次左右各掐按 1~3 分钟。

太溪穴

属足少阴肾经经脉上的穴位，在足内侧内踝后方，当内踝尖与跟腱间凹陷处。

父母弯曲大拇指，以大拇指及指甲尖垂直轻轻掐按，每次左右各掐按 1~3 分钟。

大钟穴

属足少阴肾经经脉上的穴位，在足内侧的内踝后下方，当跟腱附着部内侧前方凹陷处。

父母弯曲大拇指，以大拇指及指甲尖垂直轻轻掐按，每次左右各掐按 1~3 分钟。

四缝穴

属经外穴，在第 2~5 指掌侧，近端指关节的中央，当横纹中点。

父母弯曲大拇指，以大拇指及指甲尖垂直轻轻掐按，每次左右各掐按 1~3 分钟。

食疗保健

红枣胡萝卜汁：胡萝卜 120 克和红枣 10颗，加入两杯半的水，熬煮至水剩余 1/3 为止，然后趁热喝汁。

注意：在孩子患病期间，家长要给孩子补充足够的水分，并注意开窗通风，避免孩子和他人接触，在饮食上要少吃多餐，以易消化的食物为主。

推荐食材

荸荠	甘蔗	梨	百合	鸡蛋

取穴技巧

身柱穴

患儿背坐或俯卧，双手下垂，父母放手在患儿背后正中线，第三胸椎棘突下凹陷中穴位，中指所在位置即是。

程度	中指折叠法	时间 / 分钟
重		3~5

太渊穴

父母以一手手掌轻握患儿手背，弯曲大拇指，大拇指指腹及指甲尖垂直下按处即是。

程度	拇指压法	时间 / 分钟
适度		1~3

太溪穴

患儿仰卧，父母弯曲大拇指，用拇指指尖垂直按压足内踝尖与跟腱间凹陷处即是。

大钟穴

患儿仰卧，父母弯曲大拇指，用拇指指尖垂直按压足内侧跟腱附着部内侧前方凹陷处即是。

程度	拇指压法	时间 / 分钟
适度		1~3

四缝穴

患儿背坐，双手下垂，父母弯曲大拇指，以拇指垂直轻轻按揉患儿第 2~5 指掌侧，近端指关节横纹中点即是。

程度	拇指压法	时间 / 分钟
适度		1~3

刮痧疗法

第一步，用面刮法从上到下刮拭脊背部的风门穴、身柱穴、肺俞穴。

第二步，用面刮法从上到下刮拭双手两侧的尺泽穴。

身柱穴
胸部，第三胸椎棘突下凹陷处

风门穴
第二胸椎棘突下，脊椎旁开1.5寸处

肺俞穴
背部，第三胸椎棘突下，旁开1.5寸处

尺泽穴
上肢，肘横纹中，大筋外侧陷处，仰掌屈肘为穴

父母刮痧		
时间	运板	次数
10~15 分钟	面刮法	20~30 次

流行性腮腺炎

流行性腮腺炎多是由风温病毒由口鼻而入，夹肝胆之火与阳明胃热上攻，郁热壅滞少阳经，以致外发腮颊肿胀。一般发病于冬春季节，主要症状为腮肿作痛、发热，伴有头痛、咽喉痛、食欲不振等现象。中医治疗以清热解毒、疏风散结、软坚消肿为主，穴位按摩和刮痧都是常用的方法。

特效穴位

商阳穴

属手阳明大肠经经脉上的穴位，在食指的桡侧距离指甲角旁大约 1 分处。

父母弯曲大拇指，用指甲尖垂直掐按患儿靠拇指侧的穴位，轻轻掐按不需大力，每天左右各掐按 1~3 分钟。

颊车穴

属足阳明胃经经脉的穴位，位于下颌角前上方大约 1 横指，按之凹陷处（在耳下 1 寸左右），用力咬牙时，咬肌隆起的地方。

父母食指弯曲压在中指上，用中指指腹压在患儿咬肌隆起处揉按，可同时左右揉按（也可单侧），每次按压 1~3 分钟。

支正穴

属足太阳小肠经经脉上的穴位，在前臂背面尺侧，当阳谷与小海连线上，腕背横纹上 3.5 寸。

父母一手掌轻握患儿拳，另一手大拇指指腹垂直按压穴位，每次按压左右手各 1~3 分钟。

天容穴

属足太阳小肠经经脉上的穴位，在人体颈外侧部，当下颌角的后方，胸锁乳突肌的前缘凹陷中。

父母食指弯曲压在中指上，用中指的指腹压在患儿穴位处，双侧按揉，每次按压各 1~3 分钟。

推荐食材

马齿苋	牛奶	香蕉	苹果	芹菜
薄荷	绿豆	莲藕	白菜	萝卜

取穴技巧

商阳穴

父母以右手轻握患儿左手食指，手掌背朝上，屈大拇指以指甲尖垂直掐按靠拇指侧的位置即是。

程度	拇指压法	时间 / 分钟
轻		1~3

颊车穴

患儿正坐或仰卧，轻咬牙，父母一手大拇指、小指稍曲，中间三指伸直，中间三指放于患儿下巴颏部，中指指腹压在咬肌隆起处即是。

程度	中指折叠法	时间 / 分钟
适度		1~3

支正穴

患儿正坐，父母一手拇指指腹放于患儿腕背横纹上 3.5 寸处即是。

程度	拇指压法	时间 / 分钟
轻		1~3

天容穴

患儿正坐，父母用中指指腹按压患儿胸锁乳突肌的前缘凹陷中即是。

程度	中指折叠法	时间 / 分钟
适度		1~3

食疗保健

忌食：韭菜、花生、辣椒、蛋糕

多食：蘑菇、莲子、山药、土豆

1. 老丝瓜1条，切碎炒至微黄，研为细末。每次10克，开水送服，每日3次，连服5日。

2. 绿豆60克，白菜心2个。一起水煮服汤，每日2次。

3. 赤豆用水浸软，捣烂，用水或醋或蜂蜜或鸡蛋清适量，调成膏状，外敷患处。

刮痧疗法

第一步，用角刮法刮拭耳朵上方的角孙穴。

第二步，用角刮法刮拭耳朵下方的翳风穴，用平面按揉法刮拭颊车穴。

第三步，用面刮法从上到下刮拭小手臂阳面的手三里穴。

角孙穴
耳廓最高点入发际处

颊车穴
下颌角前上方约1横指，按之凹陷处

翳风穴
耳垂后面凹陷中

手三里穴
前臂背面桡侧，当阳溪穴与曲池穴连线上，肘横纹下2寸处

父母刮痧		
时间	运板	次数
10~15分钟	面刮法 角刮法 平面按揉法	20~30次

鼻炎

　　鼻炎是儿童经常患的病症之一，由于儿童鼻窦窦口相对较大，自身抵抗力弱，一旦发生感冒、扁桃体发炎等症状，很容易引发鼻炎。一旦孩子感冒，父母就要积极给孩子治疗，若是感冒持续 1 周以上，浓涕不见减少，就有可能是鼻炎，可以给孩子采用按摩或者刮痧的方式治疗。

推拿疗法

　　风寒型的患儿，可以推三关 300 次，清肺经 100 次，按揉曲池穴 1 分钟，点揉大椎穴 1 分钟。

　　风热型的患儿，可清肺经 200 次，清天河水 300 次，按揉风府穴、曲池穴各 1 分钟，提拿肩井穴 5~10 次。

　　胆热型的患儿，可清肝经 300 次，清肺经 300 次，清天河水 300 次，揉总筋 100 次，按揉太冲穴、三阴交穴各 1 分钟，推涌泉穴 20 次。

　　脾气虚弱型的患儿，可清脾经 300 次，揉板门 300 次，摩中脐 2~5 分钟，按揉足三里穴 1~3 分钟，按揉脾俞、胃俞 1~3 分钟。

　　肺气虚寒的患儿，可揉外劳宫 300 次，推三关 300 次，摩肚脐 2~5 分钟，按揉肺俞、脾俞各 1 分钟，按揉足三里穴 1 分钟。

特效穴位

迎香穴

　　属手阳明大肠经脉的穴位，在鼻翼外缘中点旁、当鼻唇沟中间。

　　父母以中指指腹垂直按压穴位，每天按压两次，每次 1~3 分钟。

合谷穴

　　属手阳明大肠经脉上的穴位，当拇指和食指伸张时，在第一、二掌骨的中点，稍微偏向食指处。

　　父母手掌轻握患儿拳，以大拇指的指腹垂直按压穴位，每次按压左右手各 1~3 分钟。

风池穴

　　属足少阳胆经经脉的穴位，位于人体的后颈部，后头骨下，两条大筋外缘陷窝中，大概与耳垂齐平。

　　父母用大拇指指腹，由下往上揉按穴位，有酸、胀、痛的感觉，重按时鼻腔有酸胀感。每天早晚各揉按 1 次，每次左右各（或双侧同时）揉按 1~3 分钟。

推荐食材

西红柿	紫菜	菠菜	黑木耳	胡萝卜

取穴技巧

迎香穴

患儿正坐，父母双手轻握拳，食指、中指并拢，食指指尖贴鼻翼两侧，食指指尖所在的位置即是。

程度	食指压法	时间 / 分钟
适度		1~3

合谷穴

患儿手轻握空拳，弯曲拇指与食指，两指指尖轻触、立拳，父母以手掌轻握患儿拳外，以大拇指指腹垂直下压处即是。

程度	拇指压法	时间 / 分钟
重		1~3

风池穴

患儿背坐，父母举臂抬肘，肘约与肩同高，屈肘向头，双手置于患儿耳后，掌心向内，指尖朝上，四指轻扶头（耳上）两侧。大拇指指腹位置的穴位即是。

程度	拇指压法	时间 / 分钟
重		1~3

食疗保健

忌食：辛辣、油腻、快餐类食品

多食：水果、蔬菜、豆制品

苍耳子三钱，辛夷花三钱，水煎服。

刮痧疗法

第一步，用角刮法刮拭前额部上星穴。

第二步，用角刮法刮拭鼻翼外两旁迎香穴。

第三步，用面刮法刮拭后脑发际风池穴；用同样的方法刮拭脊背部的风门穴。

第四步，用疏理经气法从上往下刮拭手前臂阳面曲池穴、手三里穴，用平面按揉法刮拭合谷穴。

风池穴
项部，风府穴两旁凹陷处

风门穴
第二胸椎棘突下，脊椎旁开1.5寸处

手三里穴
前臂背面桡侧，当阳溪与曲池连线上，肘横纹下2寸处

曲池穴
手心向里，屈肘横纹头，在外辅骨内陷中

合谷穴
第一、二掌骨凹陷中

上星穴
头部，当前发际正中直上1寸处

迎香穴
鼻翼外纹中央

父母刮痧		
时间	运板	次数
10~20 分钟	角刮法 面刮法 疏理经气法 平面按揉法	20~30 次

47

扁桃体炎

小儿扁桃体炎是一种儿童多发病、常见病，是由于风热外侵，肺经有热及邪热传里，肺胃热盛搏结于喉而至，主要症状为喉核红肿疼痛，状如蚕蛾，表面或有黄白色脓样分泌物，多发生于春秋两季。孩子若是遇到受凉、潮湿、过度劳累、有害气体刺激以及上呼吸道有慢性病存在等因素，就容易引发扁桃体炎，家长要特别注意。

推拿疗法

急性扁桃体炎患儿，可清肺经、补肾经、清板门、退六腑各 500 次，揉小天心 300 次，清天河水 100 次，掐少商穴 5~7 次，掐揉合谷穴 100 次，揉一窝风和揉二马各 300 次。

慢性扁桃体炎患儿，可清肺经、补肾经、揉小天心各 500 次，清四横纹 400 次，补脾经 200 次，逆运内八卦 200 次，揉清天河水 100 次，揉二马 500 次，揉合谷穴 100 次。

特效穴位

颊车穴

属足阳明胃经经脉的穴位，位于下颌角前上方大约 1 横指处，按之凹陷处（在耳下 0.7 寸左右），用力咬牙时，咬肌隆起的地方。

父母食指弯曲压在中指上，用中指指腹压在患儿咬肌隆起处揉按，可同时左右揉按（也可单侧），每次按压 1~3 分钟。

少商穴

属手太阴肺经经脉上的穴位，在拇指的桡侧，距离指甲角约 1 分处。

父母大拇指弯曲，以指甲甲尖垂直掐按，每次轻轻掐按左右手各 1~3 分钟。

三间穴

属手阳明大肠经脉上的穴位，微握拳，在食指的桡侧、第二掌骨小头后的凹陷处。

父母弯曲大拇指，用指甲垂直掐按穴位，每次左右手各掐按 1~3 分钟。

推荐食材

银耳	柑橘	梨	豆腐	西红柿

取穴技巧

颊车穴

患儿正坐或仰卧，轻咬牙，父母一手大拇指、小指稍曲，中间三指伸直，中间三指放于患儿下巴颊部，中指指腹压在咬肌隆起处即是。

程度	中指折叠法	时间 / 分钟
适度		1~3

少商穴

患儿将大拇指伸出，父母用食指、中指轻握，大拇指弯曲，以指甲甲尖垂直掐按拇指指甲角边缘即是。

程度	拇指压法	时间 / 分钟
轻		1~3

三间穴

患儿将手平放，稍稍侧立，父母用手轻握，弯曲大拇指，用指甲垂直掐按患儿手食指指节后边缘凹陷处即是。

程度	拇指压法	时间 / 分钟
轻		1~3

食疗保健

忌食：辛辣、油腻食物和冷饮

多食：牛奶、豆制品、富含维生素 C 的水果、鸡蛋

无花果冰糖饮：无花果 60 克入锅浓煎，加入适量白糖调味。每日 1 剂，早晚各服 1 次，坚持 3~7 天即可。

刮痧疗法

第一步，用角刮法刮拭后颈部的天柱穴。

第二步，用面刮法刮拭腰部的肾俞穴一带和前胸的天突穴一带。

第三步，用面刮法刮拭小手臂的孔最穴，用平面按揉法刮拭合谷穴。

第四步，用角刮法刮拭太溪穴一带。

天柱穴
项部，哑门穴向外旁开1寸处

合谷穴
第一、二掌骨凹陷中

肾俞穴
腰部，第二腰椎棘突下，旁开1.5寸处

天突穴
颈部，喉结下、胸骨柄上凹陷中

孔最穴
太渊穴与尺泽穴连线上，太渊穴上7寸处

太溪穴
足内踝与跟腱之间凹陷中，平齐内踝尖处

父母刮痧		
时间	运板	次数
10~20 分钟	角刮法 面刮法 平面按揉法	20~30 次

咽喉炎

咽喉炎是细菌益气的一种疾病，多发生在气候干燥的冬春两季，伴随鼻炎、扁桃体炎等疾病发生，主要症状为咽喉部干痒、灼热，刷牙时常引起反射性恶心呕吐，可分为急性和慢性两种。急性咽喉炎多由细菌病毒所致，一旦治疗不及时，就容易转为慢性。

推拿疗法

1. 清肺经、补肾经、清板门、退六腑各 500 次，逆运内八卦 200 次，揉小天心 300 次，清天河水 100 次。

2. 按揉合谷穴 100 次。

特效穴位

合谷穴

属手阳明大肠经脉上的穴位，当大拇指和食指伸张时，在第一、二掌骨的中点，稍微偏向食指处。

父母手掌轻握患儿拳，以大拇指指腹垂直按压穴位，每次按压左右手各 1~3 分钟。

曲池穴

属手阳明大肠经脉的穴位，屈肘成直角，在肘弯横纹尽头筋骨间凹陷处。

父母用手轻握患儿手肘下，弯曲大拇指以指腹垂直掐按患儿穴位。每次按压先左手后右手，每天早晚各 1 次，每次掐揉 1~3 分钟。

颊车穴

属足阳明胃经经脉的穴位，位于下颌角前上方大约 1 横指，按之凹陷处（在耳下 1 寸左右），用力咬牙时，咬肌隆起的地方。

父母食指弯曲压在中指上，用中指指腹压在患儿咬肌隆起处揉按，可同时左右揉按（也可单侧），每次按压 1~3 分钟。

推荐食材

牛奶　鸡蛋　蜂蜜　柠檬　白茅根

荸荠　芝麻　无花果　猕猴桃　西瓜

取穴技巧

合谷穴

患儿手轻握空拳，弯曲拇指与食指，两指指尖轻触、立拳，父母以手掌轻握患儿拳外，以大拇指指腹垂直下压处即是。

程度	拇指压法	时间 / 分钟
重		1~3

曲池穴

患儿正坐，轻抬左臂，屈肘，将手肘内弯，父母用一手大拇指下压此处凹陷处即是。

程度	拇指压法	时间 / 分钟
适度		1~3

颊车穴

患儿正坐或仰卧，轻咬牙，父母一手大、小指稍曲，中间三指伸直，中间三指放于患儿下巴颏部，中指指腹压在咬肌隆起处即是。

程度	中指折叠法	时间 / 分钟
适度		1~3

食疗保健

忌食：姜、花椒、芥末、大蒜等辛辣之物

多食：橘子、菠萝、甘蔗、鸭梨、苹果等水果

刮痧疗法

第一步，用面刮法刮拭脊背部的大椎穴、大杼穴和风门穴。

第二步，用单角刮法刮拭耳后的翳风穴，用面刮法刮拭前颈部外侧的人迎穴。

第三步，用面刮法从上向下刮拭小手臂阴面的尺泽穴、列缺穴和少商穴。

翳风穴
耳垂后面凹陷中

大椎穴
第七颈椎与第一胸椎棘突之间

大杼穴
第一胸椎棘突下，旁开1.5寸处

风门穴
第二胸椎棘突下，脊椎旁开1.5寸处

尺泽穴
上肢，肘横纹中，大筋外侧凹陷处，仰掌屈肘为穴

少商穴
手拇指桡侧距指甲角1厘米处

列缺穴
手腕横纹上1寸处

人迎穴
颈部，喉结两旁1寸，胸锁乳突肌内缘处

父母刮痧		
时间	运板	次数
10~15分钟	单角刮法 面刮法	20~30次

口疮

口疮是一种常见的小儿口腔疾病，是由于脾胃积热，或心火上炎而致，亦有由虚火上浮而发者，主要症状为患儿口腔黏膜出现淡黄色或灰白色小溃疡，且伴有发热、流涎、拒食、烦躁和口痛等症状，2~4岁儿童易受感染。

推拿疗法

1. 脾胃积热导致口疮的患儿，可清脾经、揉板门、揉小天心、掐揉小横纹、掐四横纹、揉总筋、清天河水、退六腑、摩腹各200次，推下七节骨100次。

2. 心火上炎导致口疮的患儿，可清心经、清肝经、掐揉小天心、掐揉总筋、清天河水、清小肠、揉内劳宫、揉掌小横纹、退六腑各200次。

3. 虚火上浮导致口疮的患儿，可揉二马、补肾经、掐揉小横纹、掐揉四横纹、清天河水、水底捞明月、揉涌泉穴各200次。

特效穴位

劳宫穴

属手厥阴心包经经脉的穴位，在人体的手掌心，即握住拳屈指时，中指指尖所在的部位。

患儿正坐，手平伸，掌心向上。父母以手轻握，四指置手背，弯曲大拇指，用指甲尖垂直掐按。每天早晚左右各掐按1次，每次1~3分钟，先左后右。

金津穴

属经外穴，口腔内舍系带左侧舌下神经伴行静脉可见部分的中点处。

玉液穴

属经外穴，口腔内舍系带右侧舌下神经伴行静脉可见部分的中点处。

内庭穴

属足阳明胃经经脉的穴位，在足的次趾与中趾之间，脚叉缝尽处的凹陷中。

父母弯曲大拇指，用指尖下压揉按穴位，每天早晚各1次，先左后右，各揉按1~3分钟。

推荐食材

樱桃	草莓	苹果	葡萄	柿子

取穴技巧

劳宫穴

患儿手平伸，微屈约45度，掌心向上，轻握拳，屈向掌心，中指所对应的掌心的位置即是。

程度	拇指压法	时间 / 分钟
重		1~3

金津穴

玉液穴

患儿在父母的指导下，上下牙缓慢并轻轻叩击36次，然后舌在牙列外面左右上下各转运18次，随即咽下津液。

内庭穴

患儿正坐屈膝，把脚抬起，放另一腿上，父母用手之四指置脚掌底托着，手大拇指在脚背，并置于次趾与中趾之间，脚叉缝尽处的凹陷中即是。

程度	拇指压法	时间 / 分钟
适度		1~3

食疗保健

竹叶饮：鲜竹叶 1 把，洗净，入水加冰糖适量，煮沸片刻，代茶饮。

番茄汁：番茄数个，洗净，用沸水浸泡，剥皮去籽，用洗净的纱布包绞汁液，含漱，每日数次。

刮痧疗法

第一步，用平面按揉法刮拭脸部下颌的地仓穴，并从地仓穴刮到下关穴、颊车穴一带。

第二步，用面刮法刮拭腹部的中脘穴。

第三步，在小手臂阳面用面刮法刮拭曲池穴，用平面按揉法刮拭合谷穴。

第四步，用面刮法刮拭脊背部脾俞穴、胃俞穴。

下关穴
头部侧面，耳前1横指，颧弓下陷处，张口时隆起，闭口取穴

地仓穴
面部，口角外侧，上直对瞳孔处

颊车穴
下颌角前上方约 1 横指，按之凹陷处

中脘穴
腹部正中线上，脐上4寸处

脾俞穴
背部，第十一胸椎棘突下，旁开1.5寸处

曲池穴
手心向里，屈肘横纹头，在外辅骨内陷中

合谷穴
第一、二掌骨凹陷中

胃俞穴
第十二胸椎棘突下，脊柱旁开1.5寸处

父母刮痧		
时间	运板	次数
10~15 分钟	面刮法 平面按揉法	20~30 次

目赤肿痛

目赤肿痛俗称"红眼"或"暴发火眼"，症状表现为眼睛红肿、迎风流泪，目涩、怕光，严重者可导致急性结膜炎、出血性结膜炎等急症。儿童活泼好动，手上经常沾上细菌，一揉眼睛，很容易感染引起目赤肿痛。另外，风热湿邪或肝胆火邪侵袭目窍，也容易引起此病。

特效穴位

太阳穴

属经外穴，在颞部，当眉梢与目外眦之间，向后约 1 横指凹陷处。

父母将两拇指指肚分别按在头两侧的太阳穴上，稍微用力，有微痛的感觉，每次顺、逆时针方向各按揉 10~20 次。

睛明穴

属足太阳膀胱经经脉的穴位，在目内眼角外 1 分处，鼻梁旁的凹陷处。

父母用大拇指指甲尖轻掐穴位，在骨上轻轻前后刮揉，每次左右各（或双侧同时）刮揉 1~3 分钟。

阳谷穴

属手太阳小肠经经脉的穴位，位于人体的手腕尺侧，当尺骨茎突与三角骨之间的凹陷处。

患儿屈肘侧腕，父母以大拇指指腹按压穴位，并做圈状按摩，每次按压 1~3 分钟。

天柱穴

属足太阳膀胱经经脉的穴位，位于后头骨正下方凹陷处，脖颈处有一块突起的肌肉（斜方肌），此肌肉外侧凹陷处，后发际正中旁开约 1.5 厘米。

父母以大拇指指腹由下往上轻出力揉按，每次左右各（或双侧同时）按揉 1~3 分钟。

食疗保健

忌食：狗肉、大蒜、生姜、荠菜、桃子

宜食：苦瓜、菊花、赤小豆、西红柿、苹果、枸杞子

明目茶：桑叶、菊花、谷精草、密蒙花各 6 克，泡茶饮用，有疏散风热、清肝明目之效，可用于风热目赤肿痛的患儿。

注意：忌食辛辣、煎炸、烧烤及腥发之物，以避免助热生火。发病期间，应多闭目静养，尤其不要在昏暗或强光下使用目力。

推荐食材

枸杞子	菊花	决明子	田螺	苦瓜

取穴技巧

太阳穴

患儿端坐，父母五指朝天，掌心向自己，以两手大拇指置于患儿头部侧边，两个大拇指相对用力垂直按压穴位即是。

程度	拇指压法	次数 / 次
适度		10~20

睛明穴

患儿正立轻闭双眼，父母将大拇指置于鼻梁旁与内眼角的中点，则拇指指尖所在的位置即是。

程度	拇指压法	时间 / 分钟
轻		1~3

阳谷穴

患儿屈肘，手背朝上，父母一手四指轻托手臂，拇指置于小指侧手腕附近的骨头凸出处的前方凹陷处，则拇指所在的穴位即是。

程度	拇指压法	时间 / 分钟
适度		1~3

天柱穴

患儿背坐，父母双手举起，抬肘，掌心朝前，向着后头部，指尖朝上，将大拇指指腹置于后头骨正下方凹处，即大筋外两侧凹陷处，则拇指指腹所在的位置即是。

天樞穴 天柱

程度	拇指压法	时间 / 分钟
轻		1~3

注意：患儿平时要注意用眼健康，不随意揉搓眼睛，避免手上的细菌进入到眼睛中，引起感染。

刮痧疗法

第一步，用面刮法刮拭上星穴，用平面按揉法按揉太阳穴和睛明穴。

第二步，用单角刮法刮拭后发际风池穴。

第三步，用面刮法刮拭大拇指侧的少商穴。

第四步，用垂直按揉法刮拭足背的侠溪穴和太冲穴。

上星穴
前发际正中直上1寸处

睛明穴
目内眦旁0.1寸处

太阳穴
眉梢与目外眦之间向后约1横指凹陷处

风池穴
项部，风府穴两旁凹陷处

少商穴
拇指桡侧指甲旁约0.1寸处

太冲穴
足背，第一、二跖骨结合部之前凹陷中

侠溪穴
足背，第四、五趾间缝纹端

父母刮痧		
时间	运板	次数
10~15 分钟	面刮法 按揉法 单角刮法	20~30 次

视力模糊

视力模糊往往是因为孩子学习或者看电视、打游戏时间过长，而引起的现象，这种情况应该尽快帮孩子治疗，否则时间一长就可能导致假性近视甚至近视。

推拿疗法

1. 揉阿是穴：用双手大拇指轻轻揉按阿是穴 100 次。

2. 按揉睛明穴：用一只手的大拇指轻轻揉按睛明穴 100 次，先向下按，然后向上挤。

3. 揉四白穴：用食指揉按面颊中央部的四白穴 100 次。

4. 按太阳穴、轮刮眼眶：用拇指按压太阳穴 100 次，然后用弯曲的食指第二节内侧面轻刮眼眶 1 圈，由内上→外上→外下→内下，使眼眶周围的攒竹穴、鱼腰穴、丝竹空穴、瞳子髎穴、球后穴、承泣穴等穴位得到按摩。

特效穴位

攒竹穴

属足太阳膀胱经经脉的穴位，在面部眉头内端凹陷中，眶上切迹。

父母两手中指指腹由下往上按压穴位，每次左右各（或双侧同时）揉按 1~3 分钟。

承光穴

属足太阳膀胱经经脉的穴位，在人体头部，当前发际正中直上 2.5 寸，旁开 1.5 寸处。

父母以食指指腹按压穴位，每次左右各 1~3 分钟。

目窗穴

属足少阳胆经经脉的穴位，位于人体的头部，当前发际上 1.5 寸，头正中线旁开 2.25 寸处。

父母用食指、中指轻按于目窗穴，每天早晚各 1 次，每次左右各（或双侧同时）按 1~3 分钟。

推荐食材

蛋黄	紫甘蓝	菠菜	南瓜	胡萝卜

取穴技巧

攒竹穴

患儿仰卧，父母双手四指并拢，食指伸出，指尖向前，将食指指腹由下往上至于患儿眉棱骨凹陷处，则食指指腹所在位置即是该穴。

程度	中指折叠法	时间 / 分钟
适度		1~3

承光穴

父母左手四指并拢，拇指翘起，将小指放于患儿前发际正中处，找出食指指腹所在位置，以此为基点；父母把另一手中指与食指并拢，中指指腹放于基点处，则食指指尖所在的位置即是该穴。依此法找出另一穴位。

程度	食指压法	时间 / 分钟
适度		1~3

目窗穴

患儿端坐，略微低头，父母将掌心向内，小指平贴于患儿发际处，中指所在位置的穴位即是该穴。

程度	二指压法	时间 / 分钟
轻		1~3

食疗保健

忌食：大蒜、生姜、辣椒

注意：视力模糊往往是假性近视的前兆，父母要监督孩子科学用眼，不在光线昏暗或特别明亮的地方看书，不长时间看书或看电视，注意双眼的休息。同时注意孩子的坐姿，眼睛距离书本30厘米，书本与桌面呈30~40度角。另外，要保持充足的睡眠，尽量在8小时以上。

太阳穴
眉梢与目外眦之间向后约1横指凹陷处

风池穴
项部，风府穴两旁凹陷处

天柱穴
项部，哑门穴向外旁开1寸处

足三里穴
外侧膝眼下直下3寸，距胫骨前嵴1横指处

光明穴
小腿外侧，当外踝尖上5寸，腓骨前缘

刮痧疗法

第一步，用平面按揉法刮拭外眼角上方的太阳穴。

第二步，用面刮法从上往下分段刮拭后脑部的风池穴、天柱穴。

第三步，用面刮法刮拭脊背部的肝俞穴。

第四步，用平面按揉法刮拭小手臂阳面的合谷穴，用面刮法刮拭养老穴。

第五步，用平面按揉法刮拭小腿正前方的足三里穴。

第六步，用面刮法刮拭小腿外侧的光明穴。

肝俞穴
背部，第九胸椎棘突下，旁开1.5寸处

养老穴
腕后1寸，当尺骨茎突尖端，向内翻掌或掌心贴胸有缝开为穴

合谷穴
第一、二掌骨凹陷中

父母刮痧		
时间	运板	次数
10~15分钟	面刮法 平面按揉法	20~30次

小儿咳嗽

咳嗽是呼吸道系统疾病当中儿童常会感染的疾病之一，冬春季节较为常见。当呼吸道黏膜有炎症，受到异物、分泌物或者过敏性因素等刺激时，即反射性地引起咳嗽。外寒入侵也会引起急性咳嗽，若不及时治疗，有可能转为长期咳嗽，病症加重，并可能引发哮喘。

推拿疗法

1. 风寒咳嗽的患儿，可开天门、推坎宫、揉太阳穴、揉耳后高骨、推攒竹、推三关各200次；掐揉二扇门、顺运内八卦各100次；清肺经、推揉膻中穴各200次；分推肩胛骨、揉乳旁、揉乳根、揉肺俞各100次。

2. 风热咳嗽的患儿，可开天门、推坎宫、揉太阳穴、揉耳后高骨200次；清天河水、清肺经、推揉膻中穴、揉乳旁、揉乳根、揉肺俞各200次；运内八卦100次。

3. 痰湿咳嗽的患儿，可补脾经、补肺经、揉脾俞、摩中脘、按揉足三里穴各200次；按揉天突穴、推揉膻中穴、揉乳旁、揉乳根各200次；运内八卦100次。

4. 肺虚咳嗽的患儿，可补肺经、补肾经、推揉膻中穴、揉乳旁、揉乳根、按揉肺俞各200次；分推肩胛骨、运内八卦各100次；按揉天突穴200次。

特效穴位

丰隆穴

属足阳明胃经经脉的穴位，在足外踝上6寸（大约在外膝眼与外踝尖的连线中点）处。

父母以食指、中指、无名指的指腹按压（中指用力），每日早晚各按1次，每次1~3分钟。

大杼穴

属足太阳膀胱经经脉的穴位，在人体背部，当第一胸椎棘突下，旁开1.5寸处。

父母举手抬肘，用中指指腹按压，每次左右各（或双侧同时）揉按1~3分钟。

廉泉穴

属任脉的穴位，在人体的颈部，当前正中线上，喉结上方，舌骨上缘凹陷处。

父母弯曲大拇指，由上往下，用指尖扣按下巴下穴位，有酸、麻、胀的感觉。每次用左右大拇指，各揉按1~3分钟，先左后右。

推荐食材

银耳	梨	川贝	山药	枇杷

取穴技巧

丰隆穴

患儿正坐,屈膝、垂足,父母一手手指放于患儿腿的侧部,其中中指位于外膝眼到外踝尖连线的中点处,则中指所在位置即是该穴。

外膝眼

外踝尖

丰隆 丰隆

外踝尖

程度	三指压法	时间 / 分钟
适度		1~3

大杼穴

患儿背坐头微向前俯,父母双手举起,掌心向后,并拢食指中指,其他手指弯曲,越过肩伸向患儿背部,将中指指腹置于颈椎末端最高的骨头尖(第七颈椎)下的棘突(第一胸椎的棘突)下方,则食指指尖所在的位置即是该穴。

颈椎末端

大杼 太杼

程度	中指折叠法	时间 / 分钟
适度		1~3

廉泉穴

患儿正坐,父母伸手,掌心向里,指尖向上,弯曲大拇指,用指尖扣按下巴下穴位即是。

廉泉

程度	拇指压法	时间 / 分钟
轻		1~3

食疗保健

忌食：羊肉、荔枝、桂圆、辣椒、蚕蛹

多食：柿子、西瓜、枇杷、荸荠、冬瓜汤

山药粥：把山药去皮洗净，切成小块放入食品粉碎机内，再加半碗水，将山药加工成稀糊状。然后倒入锅中，放火上烧，同时不停地搅动，烧开即可，空腹时食用。

食疗保健

第一步，用面刮法刮拭颈部廉泉穴、天突穴、人迎穴。

第二步，用面刮法，在前胸由天突穴至膻中穴由上而下刮拭。

第三步，用面刮法从上而下刮拭脊椎定喘穴、肺俞穴和气喘穴。

廉泉穴
颈部，喉结上方，舌骨的下缘凹陷处取穴

天突穴
颈部，喉结下、胸骨柄上凹陷中

璇玑穴
胸部，当前正中线上，天突穴下1寸处

华盖穴
胸部，当前正中线上，平第一肋间

玉堂穴
胸部，当前正中线上，平第三肋间

人迎穴
颈部，喉结两旁1寸，胸锁乳突肌内缘

中府穴
胸部，距胸骨正中线6寸处

紫宫穴
胸部，当前正中线上，平第二肋间

膻中穴
胸部，当前正中线上，平第四肋间，两乳头连线的中点

肺俞穴
背部，第三胸椎棘突下，旁开1.5寸处

父母刮痧		
时间	运板	次数
20~30 分钟	面刮法	20~30 次

角膜炎

角膜炎是因角膜外伤，细菌及病毒侵入角膜引起的炎症，主要症状为患儿的眼睛有异物感，有刺痛甚至烧灼感。球结膜表面混合性充血，伴有怕光、流泪、视力障碍和分泌物增加等症状，角膜表面浸润有溃疡形成。

特效穴位

承泣穴

属足阳明胃经经脉的穴位，位于面部，瞳孔直下，当眼球与眶下缘之间。

父母双手食指与中指并拢伸直，以中指指腹揉按左右穴位，每次 1~3 分钟。

四白穴

属足阳明胃经经脉的穴位，位于人体面部，瞳孔直下，眼眶下凹陷处。

父母双手食指和中指并拢伸直，以中指指腹揉按左右穴位，每次 1~3 分钟。

肓俞穴

属足少阴肾经经脉的穴位，在人体腹中部，当脐中旁开 0.5 寸处。

患儿深吸气，让腹部下陷，父母用中指尖稍出力按揉，有热痛的感觉。每天早晚，左右各（或双侧同时）揉 1~3 分钟。

角孙穴

属手少阳三焦经经脉的穴位，在人体的头部，折耳廓向前，当耳尖直上入发际处。

父母用大拇指指腹揉按穴位，有胀痛的感觉。每天早晚各按揉 1 次，每次左右各（或双侧同时）按揉 1~3 分钟。

食疗保健

忌食：辛辣食物、韭菜、香葱、海鲜

多食：胡萝卜、南瓜、西红柿、枣、瘦肉、动物肝脏、大豆

注意：秋冬季节气候阴晴不定，且多风沙，易患角膜炎，平时要注意孩子双手的清洁，不要用双手揉眼睛，注意个人卫生，不共用一条毛巾。患儿发病期间要尽量少和他人接触，避免传染，同时在饮食上要多吃一些清淡的食物，不吃发物，尽量少佩戴隐形眼镜。

推荐食材

猪肝	菠菜	苋菜	韭菜	青椒

取穴技巧

承泣穴

下眼眶

承泣　承泣

患儿正坐、仰靠或仰卧，眼睛直视前方，父母食指与中指伸直并拢，食指贴于患儿鼻侧，中指指尖位于下眼眶边缘处，则中指指尖所在的位置即是。

程度	中指压法	时间 / 分钟
轻		1~3

四白穴

鼻翼

四白　四白

父母先以两手中指和食指并拢伸直，不要分开，然后食指指肚贴患儿两侧鼻翼，中指指尖所按的位置即是。

程度	中指压法	时间 / 分钟
适度		1~3

肓俞穴

肓俞

患儿正坐或仰卧，父母举两手掌心向下，以中指指尖垂直下按患儿脐旁穴位即是。

程度	中指折压法	时间 / 分钟
重		1~3

角孙穴

患儿正坐，双手下垂，父母用大拇指指腹由后向前将患儿耳翼摺屈，并顺势向上滑向耳翼尖所着之处，两中指指尖恰好相连于头顶正中线上，拇指所在位置的穴位即是。

程度	拇指压法	时间 / 分钟
重		1~3

刮痧疗法

第一步，用面刮法刮拭后脑部的天柱穴。

第二步，用面刮法刮拭脊背部的肝俞穴、肾俞穴。

第三步，用平面按揉法刮拭小腿正前方的足三里穴。

第四步，用面刮法刮拭小腿外侧的光明穴。

天柱穴
项部，哑门穴向外旁开1寸处

肝俞穴
背部，第九胸椎棘突下，旁开1.5寸处

肾俞穴
腰部，第二腰椎棘突下，旁开1.5寸处

光明穴
小腿外侧，当外踝尖上5寸，腓骨前缘处

足三里穴
外侧膝眼下直下3寸，距胫骨前嵴1横指处

父母刮痧		
时间	运板	次数
10~15 分钟	面刮法 平面按揉法	20~30 次

夜盲症

夜盲症是一种眼病，是指在夜间或者光线昏暗的环境下视物不清，主要是由于视网膜杆状细胞缺乏合成视紫红质的原料或杆状细胞本身的病变而导致。根据发病来源的不同，可分为先天性疾病（因遗传的原因）、后天性疾病（因视神经萎缩、脉络膜视网膜炎等）和全身性疾病（因营养不良、肝脏疾病或消化道疾病等引起）三类。

特效穴位

睛明穴

属于足太阳膀胱经经脉的穴位，在目内眼角外1分处，鼻梁旁的凹陷处。

父母用大拇指指甲尖轻掐穴位，在骨上轻轻前后刮揉，每次左右各（或双侧同时）刮揉1~3分钟。

风池穴

属足少阳胆经经脉的穴位，位于人体的后颈部，后头骨下，两条大筋外缘陷窝中，大概与耳垂齐平。

父母用大拇指指腹，由下往上揉按穴位，有酸、胀、痛的感觉，重按时鼻腔有酸胀感。每天早晚各揉按1次，每次左右各（或双侧同时）揉按1~3分钟。

足三里穴

属足阳明胃经经脉的穴位，位于小腿前外侧，当犊鼻穴下2.2寸，距胫骨前嵴1横指（中指）处。

父母以中指指腹垂直用力按压，每日早晚各揉按1次，每次1~3分钟。

承泣穴

承泣穴位于面部，瞳孔直下，当眼球与眶下缘之间。

父母双手食指与中指并拢伸直，以中指指腹揉按左右穴位，每次1~3分钟。

推荐食材

鸡蛋	鲫鱼	苹果	鸡肝	猪肝

取穴技巧

睛明穴

患儿正立轻闭双眼，父母将大拇指置于患儿鼻梁旁与内眼角的中点，则拇指指尖所在的位置即是。

程度	拇指压法	时间 / 分钟
轻		1~3

风池穴

患儿背坐，父母举臂抬肘，肘约与肩同高，屈肘向头，双手置于患儿耳后，掌心向内，指尖朝上，四指轻扶头（耳上）两侧。大拇指指腹所在位置的穴位即是。

程度	拇指压法	时间 / 分钟
重		1~3

足三里穴

患儿正坐，屈膝90度，父母手心侧对髌骨，手指朝向里，无名指指端处即是该穴。

程度	中指折叠法	时间 / 分钟
重		1~3

承泣穴

患儿正坐、仰靠或仰卧，眼睛直视前方，父母食指与中指伸直并拢，食指贴于患儿鼻侧，中指指尖位于下眼眶边缘处，则中指指尖所在的位置即是该穴。

程度	中指压法	时间 / 分钟
轻		1~3

食疗保健

忌食：油炸食物、辛辣食物、荠菜、莴苣

多食：动物肝脏、胡萝卜、鱼肝油、菠菜、西红柿

鲫鱼汤：新鲜鲫鱼适量，剖刀去除内脏洗净，清炖鲫鱼汤，食鱼饮汤，可治疗孩子的夜盲症。

羊肝丸：由夜明砂 250 克、当归 120 克、木贼 200 克、蝉蜕 100 克、羊肝 500 克组成，制成蜜丸。每次服 10 克，每日 2 次，适用于各种夜盲症。

兔肝菠菜汤：兔肝约 90 克，菠菜 100 克。按常法共煮做汤，汤成后加麻油 1 毫升，饮服。

刮痧疗法

第一步，用面刮法刮拭脊背部的肝俞穴。

第二步，用平面按揉法刮拭第一、二掌骨间的合谷穴。

第三步，用平面按揉法刮拭足三里穴，用面刮法刮拭小腿正前方的光明穴。

肝俞穴
背部，第九胸椎棘突下，旁开1.5寸处

足三里穴
外侧膝眼下直下3寸，距胫骨前嵴1横指处

光明穴
小腿外侧，当外踝尖上5寸，腓骨前缘处

合谷穴
第一、二掌骨凹陷中

父母刮痧		
时间	运板	次数
10~15 分钟	面刮法 平面按揉法	20~30 次

71

斜视

斜视是指两眼不能同时注视目标，属眼外肌疾病，儿童患斜视主要是单眼性内斜，一般是由于看电视、看电脑、打游戏、斜卧床上看书，视力因有差别而集中于一侧，长此以往，视力差的患儿易导致内斜。

推拿疗法

1. 从印堂穴开始绕一侧眼周 1~3 分钟，然后操作另一侧；逆时针方向按揉双侧睛明穴 1 分钟；按揉双侧太阳穴、鱼腰穴、四白穴各 1 分钟。

2. 拿捏合谷穴 15~20 次，按揉肝俞、肾俞穴各 1 分钟，从睛明穴向太阳穴轻抹 50 次。

注意：推拿可以消除眼疲劳，改善斜视症状，但是临床上应考虑综合治疗，以达到更好的治疗效果。

特效穴位

攒竹穴

属足太阳膀胱经经脉的穴位，在面部眉头内端凹陷中，眶上切迹。

父母两手中指指腹由下往上按压穴位，每次左右各（或双侧同时）揉按 1~3 分钟。

瞳子髎穴

属足少阳胆经经脉的穴位，面部目外眦旁，当眶外边缘处。

父母两手大拇指相对用力垂直揉按瞳子髎穴，有酸、胀、痛的感觉。每天早晚各揉按 1 次，每次左右各（或双侧同时）揉按 1~3 分钟。

阳白穴

属足少阳胆经经脉的穴位，在人体面部，瞳孔的直上方，距离眉毛上缘约 1 寸处。

父母用大拇指弯曲时的指节处，从内往外轻轻刮按穴位处，有一种特殊的酸痛感。每天早晚各揉按 1 次，每次左右各（或双侧同时）揉按 1~3 分钟。

推荐食材

胡萝卜	苋菜	菠菜	海带	牛肉

取穴技巧

攒竹穴

患儿仰卧，父母双手中四指并拢，食指伸出，指尖向前，将食指指腹由下往上至于患儿眉棱骨凹陷处，则食指指腹所在位置即是该穴。

程度	中指折叠法	时间 / 分钟
适度		1~3

瞳子髎穴

患儿端坐，父母五指朝天，掌心向着自己。以两手大拇指置于患儿头部侧边，太阳穴斜下、前方，两大拇指相对用力垂直按穴位即是。

程度	拇指压法	时间 / 分钟
重		1~3

阳白穴

患儿正坐，父母举两手，轻握拳，掌心向下，将拇指指尖贴于患儿眉梢正上方，拇指指尖正上方的穴位即是。

程度	拇指压法	时间 / 分钟
轻		1~3

73

注意事项

　　预防孩子斜视要从小培养孩子良好的生活习惯，注意观察小孩的头的位置，不能经常偏向一侧。在孩子看书、看电视时，随时调整孩子的坐姿，养成正确的学习、生活方式。

刮痧疗法

　　第一步，用平面按揉法刮拭眼眶球后穴。
　　第二步，用平面按揉法刮拭第一、二掌骨间的合谷穴。

球后穴
下眼睑板上

合谷穴
第一、二掌骨凹陷中

父母刮痧		
时间	运板	次数
10~15 分钟	平面按揉法	20~30 次

近视

近视是指在视网膜的前面成像，远处的物体聚焦不准的一种状态，是由于角膜和视网膜之间距离过长，相当于眼睛晶状体的折射力过强等原因引起的，近视被认为与遗传因素有密切关系。儿童调节晶状体设立的睫状肌很有弹力，一旦睫状肌紧张，就容易导致近视。看书、玩电脑游戏、看电视过度都容易导致近视。

推拿疗法

1. 按揉双侧攒竹穴、睛明穴、四白穴各200次，以酸胀为度；从印堂穴向左右分推至太阳穴20~30次，再刮下眼眶20~30次。

2. 用双手大鱼际按揉双侧太阳穴50次；双手按揉双侧风池穴、天柱穴200次，以酸胀为度。

上述步骤每日1次，10次为1个疗程，需要3~4个疗程。

特效穴位

睛明穴

属足太阳膀胱经经脉的穴位，在目内眼角外1分处，鼻梁旁的凹陷处。

父母用大拇指指甲尖轻掐穴位，在骨上轻轻前后刮揉，每次左右各（或双侧同时）刮揉1~3分钟。

目窗穴

属足少阳胆经经脉的穴位，位于人体的头部，当前发际上1.5寸，头正中线旁开2.25寸处。

父母用食指和中指轻按目窗穴，每天早晚各1次，每次左右各（或双侧同时）按1~3分钟。

阳白穴

属足少阳胆经经脉的穴位，在人体面部，瞳孔的直上方，距离眉毛上缘约1寸处。

父母用大拇指弯时的指节处，从内往外轻轻刮按穴位，有一种特殊的酸痛感。每天早晚各按揉1次，每次左右各（或双侧同时）按揉1~3分钟。

推荐食材

菠菜	海带	枸杞子	牡蛎	蘑菇

取穴技巧

睛明穴

患儿正立,轻闭双眼,父母将大拇指置于患儿鼻梁旁与内眼角的中点,则拇指指尖所在的位置即是。

程度	拇指压法	时间 / 分钟
轻		1~3

目窗穴

患儿端坐,略微低头,父母将掌心向内,小指平贴于患儿发际处,中指所在位置即是该穴。

程度	二指压法	时间 / 分钟
轻		1~3

阳白穴

患儿正坐,父母举两手,轻握拳,掌心向下,将拇指指尖贴于患儿眉梢正上方,拇指指尖正上方的穴位即是。

程度	拇指压法	时间 / 分钟
轻		1~3

食疗保健

忌食：大蒜、辣椒、生姜

多食：胡萝卜、鳗鱼、猪肉、动物肝脏

注意：家长要严格控制孩子的看书、看电视、上网时间，预防近视发生；带领孩子经常参加户外运动，眺望远处景色，缓解用眼疲劳。

刮痧疗法

第一步，用平面按揉法刮拭眼睛四周的攒竹穴、丝竹空穴，用同样的方法刮拭睛明穴、太阳穴。

第二步，用面刮法刮拭风池穴。

第三步，用平面按揉法刮拭第一、二掌骨之间的合谷穴。

第四步，用面刮法刮拭小腿外侧的光明穴。

丝竹空穴
面部眉之外端，曲池穴上5寸处

攒竹穴
头部眉毛内侧端

睛明穴
内眦角内上方1寸处

太阳穴
眉梢与目外眦之间向后约1横指凹陷处

风池穴
项部，风府穴两旁凹陷处

合谷穴
第一、二掌骨凹陷中

光明穴
小腿外侧，当外踝尖上5寸，腓骨前缘处

父母刮痧		
时间	运板	次数
10~15分钟	面刮法 平面按揉法	20~30次

眼疲劳

眼疲劳是一种眼科常见病，主要症状表现为眼干、眼涩、眼酸胀，视物模糊甚至视力下降，直接影响着孩子的学习与生活。平时孩子看电脑、看书或看电视很长时间之后，就会有眼疲劳的现象。这种情况一旦严重，就会引发一系列的眼部疾病，因此家长应当给予高度重视。

推拿疗法

1. 按揉肝俞穴、肾俞穴、命门穴各 1 分钟；按揉头面部的睛明穴、攒竹穴、鱼腰穴、丝竹空穴、球后穴、承泣穴、四白穴各 1 分钟。

2. 按揉上肢合谷穴、劳宫穴、养老穴、曲池穴各 1 分钟；按揉下肢太冲穴、光明穴、三阴交穴各 1 分钟。

特效穴位

睛明穴

属足太阳膀胱经经脉的穴位，在目内眼角外 1 分处，鼻梁旁的凹陷处。

父母用大拇指指甲尖轻掐穴位，在骨上轻轻前后刮揉，每次左右各（或双侧同时）刮揉 1~3 分钟。

风池穴

属足少阳胆经经脉的穴位，位于人体的后颈部，后头骨下，两条大筋外缘陷窝中，大概与耳垂齐平。

父母用大拇指指腹，由下往上揉按穴位，有酸、胀、痛的感觉，重按时鼻腔有酸胀感。每天早晚各揉按 1 次，每次左右各（或双侧同时）揉按 1~3 分钟。

攒竹穴

属足太阳膀胱经经脉的穴位，在面部眉头内端凹陷中，眶上切迹处。

父母两手中指指腹由下往上按压穴位，每次左右各（或双侧同时）揉按 1~3 分钟。

推荐食材

荠菜	玉米	红薯	韭菜	南瓜

取穴技巧

睛明穴

患儿正立，轻闭双眼，父母将大拇指置于患儿鼻梁旁与内眼角的中点，则拇指指尖所在的位置即是。

程度	拇指压法	时间 / 分钟
轻		1~3

风池穴

患儿背坐，父母举臂抬肘，肘约与肩同高，屈肘向头，双手置于患儿耳后，掌心向内，指尖朝上，四指轻扶头（耳上）两侧。大拇指指腹位置的穴位即是。

程度	拇指压法	时间 / 分钟
重		1~3

攒竹穴

患儿仰卧，父母双手中四指并拢，食指伸出，指尖向前，将食指指腹由下往上至于患儿眉棱骨凹陷处，则食指指腹所在位置即是该穴。

程度	中指折叠法	时间 / 分钟
适度		1~3

食疗保健

忌食：大蒜、巧克力

多食：动物肝脏、奶油、鸡蛋黄、菠菜、胡萝卜、香菜

玉米仁粥：玉米仁 30 克，将玉米仁捣碎，煮为粥。空腹食用，具有明目功效。

刮痧疗法

第一步，用角刮法刮拭头部，重点刮拭百会穴，用面刮法刮拭风池穴、天柱穴。

第二步，用平面按揉法刮拭眼睛四周的攒竹穴、丝竹空穴，用同样方法刮拭睛明穴。

丝竹空穴
面部眉之外端，曲池穴上5寸处

攒竹穴
头部眉毛内侧端

睛明穴
内眦角内上方1厘米处

百会穴
头顶中央，耳尖直上方处，前对鼻尖

太阳穴
眉梢与目外眦之间向后约1横指凹陷处

风池穴
项部，风府穴两旁凹陷处

天柱穴
项部，哑门穴向外旁开1寸处

父母刮痧		
时间	运板	次数
10~15 分钟	面刮法 角刮法 平面按揉法	20~30 次

牙痛

牙痛是发生于牙齿本身的疾病和临近组织的疾病如三叉神经痛等，主要症状为牙齿及牙龈红肿疼痛，多是由于孩子平时不注意口腔卫生，或吃过多零食而导致，在儿童当中非常普遍。家长在平时要督促孩子养成"早晚刷牙、饭后漱口的好习惯"，预防孩子出现牙痛症状。

推拿疗法

1. 掐按合谷穴，按揉下关穴，按压颊车穴各 1 分钟。

2. 按揉风池穴，掐按少海穴，按揉阳溪穴各 1 分钟。

特效穴位

商阳穴

属手阳明大肠经脉上的穴位，在食指的桡侧，距离指甲角旁大约 1 分处。

父母弯曲大拇指以指甲尖垂直掐按患儿靠拇指侧的穴位，轻轻掐压不需大力，每天左右各掐按 1~3 分钟。

阳溪穴

属手阳明大肠经脉上的穴位，手掌侧放，翘起拇指，在手腕背侧，腕横纹两筋间凹陷中。

父母用手轻握孩子的手背，弯曲大拇指，用指甲垂直掐按穴位，每次左右手各掐按 1~3 分钟。

颧髎穴

属手太阳小肠经经脉的穴位，位于人体面部，颧骨尖处的下缘凹处，约与鼻翼下缘平齐。即当目眦直下，颧骨下缘凹陷处。

父母以大拇指指尖垂直按压穴位，力道稍由下往上轻轻揉按，每次左右各（或双侧同时）揉按 1~3 分钟。

推荐食材

丝瓜	苦瓜	绿豆	莲子芯	李子
猪腰	荞麦	荸荠	西瓜	麦冬

取穴技巧

商阳穴

父母以右手轻握患儿左手食指，手掌背朝上，屈大拇指以指甲尖垂直掐按靠拇指侧的位置即是。

程度	拇指压法	时间 / 分钟
轻		1~3

阳溪穴

患儿将手掌侧放，拇指伸直向上翘起，在腕背桡侧，手腕横纹上侧有一凹陷处，父母用一手轻握患儿手背，弯曲大拇指，用指甲垂直下按此凹陷处即是该穴。

程度	拇指压法	时间 / 分钟
重		1~3

颧髎穴

患儿正坐，目视前方，口唇稍微张开（更易深入穴道），父母轻举双手指尖朝上，掌心朝向面颊，拇指指腹放于患儿脸颊两侧，由下向上推，至颧骨尖处的下缘凹陷，约与鼻翼下缘平齐处即是该穴。

程度	拇指压法	时间 / 分钟
适度		1~3

食疗保健

忌食：酸性食品、冷饮、辛辣食物、油腻食物

多食：南瓜、西瓜、芹菜、萝卜

鸡蛋 1 个，将蛋清倒入碗内，加白酒 100 毫升，搅成糊状，睡前服之。

刮痧疗法

第一步，用平面按揉法刮拭耳边的下关穴、颊车穴。

第二部，用垂直按揉法刮拭内庭穴。

第三步，用平面按揉法刮拭合谷穴。

下关穴
头部侧面，耳前1横指，颧弓下陷处，张口时隆起，闭口取穴

内庭穴
足第二、三趾缝间，趾蹼正中后5厘米处

颊车穴
下颌角前上方约1横指，按之凹陷处

合谷穴
第一、二掌骨凹陷处

父母刮痧		
时间	运板	次数
10~15 分钟	平面按揉法 垂直按揉法	20~30 次

83

落枕

落枕又称"失枕",是一种常见病,主要表现为:入睡前并无任何症状,晨起后却感到项背部明显酸痛,颈部活动受限。病因一般起于睡眠之后,与睡枕及睡眠姿势有密切关系,因此预防落枕很重要。首先孩子枕头不宜过高过硬,睡觉时被子盖好颈部,夏不吹电扇,冬不对窗,并经常给孩子做颈部的刮痧和推拿按摩治疗。

推拿疗法

1. 按揉列缺穴 1~2 分钟,一手扶患儿头部,另一手在患儿颈部做前屈后伸、左右侧屈和左右旋转运动约 5 分钟。

2. 拿捏风池穴、肩井穴、阿是穴约 5 分钟。

特效穴位

后溪穴

属手太阳小肠经脉的穴位,在人体的手掌尺侧,微微握拳,当第五指掌关节后远侧,掌横纹头赤白肉际处。

患儿轻握拳,弯曲大拇指,父母用大拇指垂直向着掌心方向下压穴位,每次掐按 1~3 分钟。

天柱穴

属足太阳膀胱经经脉的穴位,位于后头骨正下方凹陷处,脖颈处有一块突起的肌肉(斜方肌),此肌肉外侧凹处,后发际正中旁开约 1.5 厘米。

父母以大拇指指腹由下往上轻出力揉按,每次左右各(或双侧同时)按揉 1~3 分钟。

肩井穴

属足少阳胆经经脉的穴位,肩上前直乳中大椎与肩峰端连线的中点处。

父母以中间三指放在肩颈交会处,用中指指腹向下揉按,有特殊酸麻、胀痛的感觉。每天早晚各按压 1 次,每次左右各(或双侧同时)按压 1~3 分钟。

推荐食材

香菇	黑木耳	海带	鸡蛋	豆腐

取穴技巧

后溪穴

患儿伸臂曲肘向头，上臂与下臂约呈 45 度角，轻握拳，手掌感情线之尾端在小指下侧边凸起如一火山口状处即是该穴。

程度	拇指压法	时间 / 分钟
适度		1~3

天柱穴

患儿背坐，父母双手举起，抬肘，掌心朝前，向着患儿后头部，指尖朝上，将大拇指指腹置于后头骨正下方凹陷处，即大筋外两侧凹陷处，则拇指指腹所在的位置即是该穴。

程度	拇指压法	时间 / 分钟
轻		1~3

肩井穴

患儿正坐，父母把手放在患儿肩上，以中间三指放在肩颈交会处，中指指腹所在位置的穴位即是。

程度	中指压法	时间 / 分钟
重		1~3

食疗保健

多食：骨头汤、牛奶、豆制品、新鲜蔬菜、钙片

刮痧疗法

第一步，用面刮法刮拭后颈部的风池穴，并沿颈椎从上往下刮拭风池穴一带。

第二步，用面刮法刮拭腕关节的背面的外关穴。

第三步，用面刮法刮拭小腿外侧、外脚踝上方的悬钟穴。

风池穴
项部，风府穴两旁凹陷处

外关穴
阳池穴上1.5寸，桡骨之间

悬钟穴
下肢，外踝尖上3寸处

父母刮痧		
时间	运板	次数
10~15 分钟	面刮法	20~30 次

颈椎病

颈椎病又称"颈椎增生症"，是颈椎骨质的退行性、增生性改变，由于骨质增生形成了对神经、血管及周围软组织的间接或直接的压迫或刺激，从而出现了颈部酸楚疼痛、后头部疼痛、头晕等症状。穴位按摩和刮痧疗法可以起到补益肝肾、益气养血、祛风散寒除湿、活血化淤的目的。

特效穴位

肩髃穴

属手阳明大肠经脉上的穴位，屈肘将臂平肩，在肩端关节之间有两个凹陷，其中前方的小凹陷就是穴位所在的地方。

父母中指和食指并拢，以指腹垂直按压穴位，两肩按摩方法相同，每日早晚、左右各按揉1~3分钟。

肩井穴

属足少阳胆经经脉的穴位，位于人体肩上，前直乳中，大椎与肩峰端连线的中点，即乳头正上方与肩线交接处。

父母以中间三指放在肩颈交会处，用中指指腹向下揉按，有特殊酸麻、胀痛的感觉。每天早晚各按压一次，每次左右各（或双侧同时）按压1~3分钟。

大椎穴

属督脉的穴位，位于人体背部正中线上，第七颈椎棘突下凹陷中。

父母大拇指指尖向下，用指腹（或指尖）揉按穴位，有酸痛、胀麻的感觉。每次左右各揉按1~3分钟，先左后右。

注意事项

父母给孩子的饮食搭配要合理，以补充富含钙、蛋白质、B族维生素、维生素C和维生素E的饮食为主，不要让孩子经常吃偏冷和偏热的食物，纠正孩子高枕睡眠的不良习惯，注意肩颈部的保暖。要帮助学习压力大的孩子定时改变头部体位，经常让孩子做肩部肌肉的运动锻炼。

推荐食材

牛奶	鸡蛋	鸡肉	黄豆	猪骨

取穴技巧

肩髃穴

患儿正坐，双手下垂，父母以双手中指按压患儿肩尖下，肩前呈现凹陷处即是。

程度	二指压法	时间 / 分钟
适度		1~3

肩井穴

患儿正坐，父母把手放在患儿肩上，以中间三指放在肩颈交会处，中指指腹所在位置的穴位即是。

程度	中指压法	时间 / 分钟
重		1~3

大椎穴

患儿背坐或俯卧，父母把手放在患儿背后正中线上，第七颈椎棘突下凹陷中即是该穴位。

程度	拇指压法	时间 / 分钟
轻		1~3

刮痧疗法

第一步，用面刮法刮拭肩部的云门穴。

第二步，用面刮法刮拭肩部的中府穴。

云门穴
胸部，距胸骨正中线6寸处

中府穴
胸部，距胸骨正中线6寸处

父母刮痧		
时间	运板	次数
10~15 分钟	面刮法	20~30 次

坐骨神经痛

坐骨神经痛是由于坐骨神经发生病变，并沿坐骨神经经过地区发生的疼痛症状群，主要表现为坐骨神经分布地区，即腰椎部、大腿、小腿后外侧和足外侧发生的以疼痛为主的综合症状。学龄儿童常坐在教室内不活动，时间一久，容易造成坐骨神经痛。

推拿疗法

1. 双手在患儿的腰骶部和臀部轻揉约 10 分钟。

2. 按揉肝俞穴、脾俞穴、肾俞穴、大肠俞穴、委中穴各 1 分钟。

特效穴位

殷门穴

属足太阳膀胱经经脉的穴位，在人体的大腿后面，当承扶穴与委中穴的连线上，在承扶穴下 4.5 寸处。

父母伸直 4 指，用大拇指指腹揉按该穴，每次左右各揉按 1~3 分钟。

委中穴

属足太阳膀胱经经脉的穴位，在膝盖里侧中央。

父母用食指指腹用力向内按揉，每次左右各（或双侧同时）揉按 1~3 分钟。

环跳穴

属足少阳胆经经脉的穴位，在人体股外侧部，侧卧屈股，股骨大转子最突点与骶骨裂孔连线的外 1/3 与中 1/3 交点处。

父母用大拇指指腹用力向内揉按，每次左右各（或双侧同时）揉按 3~5 分钟。

注意事项

患有坐骨神经痛的孩子最好不要睡软床，平时要注意多做运动锻炼身体，并注意保暖，避免受寒受湿。

父母要为患有坐骨神经痛的孩子合理搭配饮食，要科学控制孩子饮食的量和质，严禁其暴饮暴食。还要注意补充维生素和纤维素。

推荐食材

牛奶	玉米	胡萝卜	白果	核桃

取穴技巧

殷门穴

　　患儿俯卧，父母双手在后，手心朝向患儿腿部，四指并拢，放于大腿后正中，大拇指所在的位置即是该穴位。

程度	拇指压法	时间 / 分钟
适度		1~3

委中穴

　　患儿俯卧，父母双手轻握患儿大腿两侧，大拇指在上，其余四指在下，大拇指放于膝盖里侧，即腿弯的中央，则大拇指所在的位置即是该穴。

程度	食指压法	时间 / 分钟
适度		1~3

环跳穴

　　患儿自然站立，父母双手叉患儿腿臀上，四指在前，大拇指指腹所在位置即是该穴。

程度	拇指压法	时间 / 分钟
适度		3~5

刮痧疗法

第一步，用面刮法或平面按揉法刮拭患儿腿部侧面的阳陵泉穴，然后从阳陵泉穴向下刮至悬钟穴，用平面按揉法刮拭踝部的昆仑穴。

第二步，用面刮法刮拭臀部大腿外侧的环跳穴。

第三步，用面刮法从上而下刮拭殷门穴、委中穴、承山穴。

环跳穴
人体股外侧部，侧卧屈股，股骨大转子最凸点与骶骨裂孔连线的外1/3交点处

殷门穴
承扶穴与委中穴连线上，承扶穴下6寸处

委中穴
腘横纹中央

承山穴
小腿腓肠肌两肌腹之间凹陷的顶端

阳陵泉穴
小腿外侧，当腓骨小头前下方凹陷处

悬钟穴
下肢，外踝尖上3寸处

昆仑穴
外踝尖与跟腱之间

父母刮痧		
时间	运板	次数
10~15 分钟	面刮法 平面按揉法	20~30 次

脑震荡

　　儿童脑震荡常常是由于家长在看护儿童的过程中，做了一些被忽视的剧烈动作引起的，比如：为哄孩子高兴，将孩子抛高，剧烈摇晃孩子等。孩子的各个组织较为柔软，头部相对大而重，颈部软弱，一旦遇到剧烈震动，很容易导致脑震荡。脑震荡的主要病理变化是脑组织水肿，受伤的患者可出现短暂的神志恍惚或意识丧失，以及出现头痛、头昏、恶心、呕吐、面色苍白、嗜睡或抽筋等症状。

特效穴位

哑门穴

　　属督脉的穴位，在项部后发际正中直上0.5寸，第一颈椎下。

　　父母大拇指指尖向下，用指腹（或指尖）揉按穴位，有酸痛、胀麻的感觉。每次左右各揉按3~5分钟，先左后右。

强间穴

　　属督脉的穴位，在头部后发际正中直上4寸处。

　　父母用中指和食指指腹揉按穴位，有酸痛、胀麻的感觉。每次揉按1~3分钟。

听宫穴

　　属手太阳小肠经经脉的穴位，在面部耳屏前，下颌骨踝状突起的后方，张口时呈凹陷处。

　　父母以大拇指指尖轻轻揉按穴位，每次左右各（或两侧同时）1~3分钟。

食疗保健

　　忌食：盐

　　多食：山楂、葡萄、黑豆、枸杞子、鱼

　　川芎茶：取川芎6克，绿茶3克，加水煎煮之后，取药汁代茶饮用。有活血止痛、行气解郁的功效，适用于淤血阻滞所引起的头痛症状。

　　注意：脑震荡的患儿要卧床休息1~2周，且要保证居室及周围环境安静整洁、光线柔和、温度适宜，避免对其脑部造成刺激。还要减少脑力劳动，不要看电视，也不要长时间看书，可以听一些旋律优美的音乐。注意调节情绪及心理状态，消除恐惧、焦虑等不良情绪。

推荐食材

豆浆	鸡蛋	天麻	黑木耳	枸杞子

取穴技巧

哑门穴

　　患儿背坐，父母伸右手过患儿颈，置于后脑处，掌心向头，扶住后脑勺，四指指尖向头顶，拇指指腹所在的穴位即是。

程度	拇指压法	时间 / 分钟
轻		3~5

强间穴

　　患儿背坐或俯卧，父母伸双手置于患儿后脑处，掌心向头，扶住后脑勺，四指指尖并拢向头顶，中指指尖所在位置的穴位即是。

程度	二指压法	时间 / 分钟
轻		1~3

听宫穴

　　患儿正坐目视前方，口微张开。父母举双手，指尖朝上，掌心向前，将大拇指指尖置于患儿耳屏前凹陷正中处，则拇指指尖所在的位置即是该穴。

程度	拇指压法	时间 / 分钟
适度		1~3

刮痧疗法

第一步，用角刮法刮拭头顶四神聪穴，用同样的方法刮拭前额神庭穴。

第二步，用面刮法刮拭后发际风池穴。

第三步，用面刮法刮拭腹部上脘穴。

第四步，用面刮法刮拭前臂阴面内关穴，用平面按揉法刮拭第一、二掌骨间的合谷穴。

上脘穴
上腹部，前正中线上，当脐中上5寸处

内关穴
前臂掌侧，腕横纹上2寸，掌长肌腱与桡侧腕屈肌腱之间

合谷穴
第一、二掌骨凹陷中

四神聪穴
头顶部，当百会穴前后左右各1寸处，共4个穴位

神庭穴
头部，当前发际正中直上0.5寸处

风池穴
项部，风府穴两旁凹陷处

父母刮痧		
时间	运板	次数
10~20 分钟	角刮法 面刮法 平面按揉法	20~30 次

95

脑炎后遗症

小儿脑炎后遗症是指脑炎治疗后，还残留有神经、精神症状的疾病。脑炎病情轻重不等，轻者可自行缓解，危重者可导致后遗症甚至死亡。脑炎后遗症的主要症状表现为运动、感觉、意识、植物神经、精神等不同障碍或可兼而有之，临床上表现为突然意识丧失、突然跌倒、四肢抽搐、口吐白沫或口中怪叫等，醒后如常人。

特效穴位

大椎穴

属督脉的穴位，位于人体背部正中线上，第七颈椎棘突下凹陷中。

父母大拇指指尖向下，用指腹（或指尖）揉按穴位，有酸痛、胀麻的感觉。每次左右各揉按 1~3 分钟，先左后右。

风府穴

属督脉的穴位，位于人体的后颈部，当后发际正中直上 1 寸，枕外隆凸直下，两侧斜方肌之间凹陷处。

父母大拇指指尖相互叠加向下，用指腹（或指尖）揉按穴位，有酸痛、胀麻的感觉。每次揉按 1~3 分钟。

新设穴

属经外穴位，在人体项部，风池穴直下，后发际下 1 寸，平第四颈椎横突端。

父母大拇指指尖向下，用指腹（或指尖）揉按穴位，有酸痛、胀麻的感觉。每次左右各揉按 1~3 分钟，先左后右。

食疗保健

1. 瓜藤芦根汤：取黄瓜藤 30 克，鲜芦根 50 克，糖 12 克。将黄瓜藤、鲜芦根加水煮 20 分钟，加糖饮用，适用于脑炎后遗症的患儿。

2. 苋菜荸荠粥：取苋菜 50 克，荸荠 200 克，冰糖 15 克，粳米 50 克。将苋菜洗净切碎，荸荠洗净去皮切片。将以上各种原料加水煮粥食用，适用于脑炎后遗症的患儿。

推荐食材

油菜	土豆	豆腐	豌豆	芹菜

取穴技巧

大椎穴

患儿背坐或俯卧，父母把手放在患儿背后正中线上，第七颈椎棘突下凹陷中即是该穴位。

程度	拇指压法	时间 / 分钟
轻		1~3

风府穴

患儿背坐或俯卧，父母伸左手置于患儿后脑处，掌心向头，扶住后脑勺，四指指尖向头顶，大拇指指尖所在位置的穴位即是。

程度	拇指压法	时间 / 分钟
重		1~3

新设穴

患儿背坐，父母将手放于患儿项部后发际下约1寸处，平第四颈椎横突端即是该穴。

程度	拇指压法	时间 / 分钟
轻		1~3

刮痧疗法

第一步，用面刮法刮拭后头部哑门穴、风池穴，用同样的方法刮拭手肘处的曲池穴。

第二步，用面刮法从上到下刮拭阳陵泉穴和悬钟穴。

第三步，用垂直按揉法刮拭太冲穴。

哑门穴
项部，后发际正中
上0.5寸处

曲池穴
手心向里，屈肘横纹
头，在外辅骨内陷中

风池穴
项部，风府穴两旁
凹陷处

阳陵泉穴
小腿外侧，当腓骨
小头前下方凹陷处

悬钟穴
外踝尖上3寸、大筋
之前、腓骨后缘处

太冲穴
足部，第一、二趾骨间

父母刮痧		
时间	运板	次数
10~15分钟	面刮法 垂直按揉法	20~30次

支气管炎

支气管炎在小儿时期很常见，一年四季都可发病，在冬春季节达到高峰。其发病过程通常伴随鼻塞、流涕、咳嗽、发热等症状。大都继发于上呼吸道感染。在发病开始时，先有上呼吸道感染的症状，如鼻塞、流涕。同时，婴幼儿时期，有一种特殊类型的支气管炎，称喘息型支气管炎，多见于2岁以下虚胖小儿，往往有湿疹及过敏病史，若治疗不及时往往发展成为支气管哮喘，家长应该特别注意。

推拿疗法

1. 开天门20次，推脾经、肺经各100次，运内八卦约1分钟，顺时针方向揉天突和膻中穴各1分钟，每日2次。

2. 点压大椎、肺俞穴各200次，每日2次。

特效穴位

列缺穴

属手太阳肺经经脉的穴位，位于桡骨茎突的上方，腕横纹上1.5寸处，即左右两手虎口相互交叉时，当一手的食指压在另一手腕后桡骨茎突上之小凹窝处，距离腕关节约1.1寸处。

父母用食指的指腹揉按，或用食指指甲尖掐按，先左手后右手，每次各揉（掐）按1~3分钟。

大杼穴

属足太阳膀胱经经脉的穴位，在人体背部，当第一胸椎棘突下，旁开1.5寸处。

父母举手抬肘，用中指指腹按压穴位，每次左右各揉按1~3分钟。

灵台穴

属督脉的穴位，在背部后正中线上，第六胸椎棘突下凹陷处。

父母把食指叠加在中指指背上，一起用力揉按穴位，有刺痛的感觉。每次左右手各揉按3~5分钟，先左后右。

巨阙俞穴

属经外穴，在背部第四胸椎棘突下凹陷处。

父母把食指叠加在中指指背上，一起用力揉按穴道，有刺痛的感觉。每次左右手各揉按3~5分钟，先左后右。

推荐食材

红薯	黄花菜	冬瓜	白果	杏仁

取穴技巧

列缺穴

父母和患儿均把一手拇指张开，两虎口接合成交叉形。父母用右手食指压在患儿左手桡骨茎状突起上部，食指尖到达的位置即是。

程度	拇指压法	时间／分钟
轻		1~3

大杼穴

患儿背坐，头微向前俯，父母双手举起，掌心向后，并拢食指、中指，其他手指弯曲，越过肩伸向患儿背部，将中指指腹置于颈椎末端最高的骨头尖（第七颈椎）下的棘突（第一胸椎的棘突）下方，则食指尖所在的位置即是该穴。

颈椎末端

程度	食指压法	时间／分钟
适度		1~3

灵台穴

患儿背坐，父母双手向前，将中指指腹置于患儿背部后正中线上第六胸椎棘突下凹陷处，中指指腹所在位置即是该穴。

程度	中指折叠法	时间／分钟
适度		3~5

巨阙俞穴

患儿背坐，父母双手向前，将中指指腹置于背部第四胸椎棘突下凹陷处，中指指腹所在位置即是该穴。

程度	中指折叠法	时间／分钟
适度		3~5

食疗保健

忌食：糖、辛辣食物、肉类、橘子、冷饮

多食：稀饭、鸡蛋羹、新鲜蔬菜、水果汁

木瓜腌黄糖：木瓜去籽后切成片，用黄糖腌制，每次吃一两片木瓜，或者过一两个月出来木瓜汁之后，用温水泡着喝，效果也很好。

注意：患支气管炎的孩子要注意休息，保持卧室的空气流通，保持适宜的温度和湿度，食用易消化的食物，多饮开水，注重身体特别是胸部的保暖。

刮痧疗法

第一步，用面刮法刮拭脊背部风门穴、肺俞穴。

第二步，用面刮法从上向下分别刮拭上肢的尺泽穴、太渊穴。

尺泽穴
上肢，肘横纹中，大筋外侧凹陷处，仰掌屈肘为穴

太渊穴
腕掌侧横纹桡侧，桡动脉搏动处

风门穴
第二胸椎棘突下，脊椎旁开1.5寸处

肺俞穴
背部，第三胸椎棘突下，旁开1.5寸处

父母刮痧		
时间	运板	次数
10~15 分钟	面刮法	20~30 次 轻度

支气管肺炎

支气管肺炎是小儿常患的肺炎的一种，引起小儿肺炎的原因多为病毒、细菌及病原体。孩子一旦感冒，应该赶快治疗，并对孩子细心观察，预防出现支气管肺炎。小儿肺炎多为急症，常表现为发热、咳嗽、睡眠不安、腹泻、恶心呕吐等症状。中医疗法在小儿支气管肺炎方面的疗效显著，父母可以通过按摩和刮痧的方法为孩子治疗，免去服药打针之苦。

特效穴位

膻中穴

属任脉的穴位，在人体的胸部，人体正中线上，两乳头之间连线的中点。

父母双手中指同时出力揉按穴位，有刺痛的感觉。每次各揉按 1~3 分钟，先左上右下，后右上左下。

中府穴

属手太阳肺经经脉的穴位，孩子乳头外侧旁开两横指，往上直推三条肋骨处即是本穴（平第一肋间隙）。

父母右手食指、中指、无名指并拢，向外顺时针方向揉按左胸中府穴，再用左手以同样方式，逆时针方向揉按右胸中府穴，各 1~3 分钟。

食疗保健

忌食：辛辣、油腻食物，甜食、冷饮

多食：梨、牛奶、稀粥、鸡蛋羹、米汤

芦根金银花饮：将鲜芦根、金银花各 30 克分别洗净，入锅，加水 500 毫升，煮 20 分钟，去渣取汁，加冰糖拌匀，待凉分 2 次饮服，每日 1 剂。

注意：患有支气管炎并且经常反复的孩子，父母平时要帮助他们加强体育锻炼，多喝水，以助出汗退热。同时注意保持居室空气湿度，避免干燥空气吸入气管，痰液不易咳出。

推荐食材

瘦肉	莲藕	芡实	橙子	百合
蜂蜜	核桃	丝瓜	竹笋	牛肉

取穴技巧

膻中穴

患儿仰卧，父母伸双手向患儿胸，手掌放松，约成瓢状，掌心向下，中指指尖置于双乳中点的位置即是。

程度	中指压法	时间 / 分钟
重		1~3

中府穴

患儿正坐或仰卧，父母将右手三指（食指、中指、无名指）并拢，放在患儿胸窝上，中指指腹所在的锁骨外端下即是。

锁骨

程度	摩揉法	时间 / 分钟
适度		1~3

刮痧疗法

第一步，用面刮法刮拭身柱穴、肺俞穴。

第二步，用面刮法从内向外刮拭肩井穴。

第三步，用面刮法从上往下刮拭前胸任脉膻中穴。

第四步，用疏理经气法从上往下刮拭小手臂阳面曲池穴、手三里穴，用同样方法刮拭小手臂阴面孔最穴、太渊穴。

第五步，用面刮法刮拭小腿下方丰隆穴。

身柱穴
胸部，第三胸椎棘突下凹陷处

肩井穴
颈外1横指肌肉高处，按之有凹陷处为该穴

肺俞穴
背部，第三胸椎棘突下，旁开1.5寸处

曲池穴
手心向里，屈肘横纹头，在外辅骨内陷中

手三里穴
前臂背面桡侧，当阳溪与曲池连线上，肘横纹下2寸处

丰隆穴
小腿前外侧，当外踝尖上8寸，条口外，距胫骨前缘2横指处

膻中穴
胸部，当前正中线上，平第四肋间，两乳头连线的中点

孔最穴
前臂内侧处

太渊穴
腕掌侧横纹桡侧，桡动脉搏动处

父母刮痧		
时间	运板	次数
10~20分钟	面刮法 疏理经气法	20~30次

小儿气喘

小儿气喘的发病常与外部环境的变化有关，另外，家庭病史对患儿的影响也很大。预防小儿气喘，父母要做好前期保护工作，尽量避免环境引发的病症，须特别留意孩子是否有呼吸衰竭的征兆，例如嘴唇发紫、用力呼吸但胸部起伏小、呼吸微弱、急躁不安、意识改变等缺氧现象，遇到这些紧急的状况，应该尽快就医安排住院检查治疗。在日常生活中，父母可以通过按摩和刮痧来预防孩子气喘的发生，具有很好的效果。

推拿疗法

1. 发病期的患儿，可清肺经、揉肺俞各200 次，搓摩胁肋、推揉膻中穴各 100 次，揉天突穴 200 次，运内八卦 100 次，揉丰隆穴 200 次。

2. 缓解期的患儿，可推三关、揉外劳宫、揉天突穴各 200 次，加补肺经、补脾经、补肾经、揉肺俞、揉脾俞、揉肾俞各 200 次。

特效穴位

丰隆穴

属足阳明胃经经脉的穴位，在足外踝上 6 寸（大约在外膝眼与外踝尖的连线中点）处。

父母以食指、中指、无名指的指腹按压(中指用力)，每日早晚各按压 1 次，每次 1~3 分钟。

肩井穴

属足少阳胆经经脉的穴位，位于人体肩上，前直乳中，大椎与肩峰端连线的中点，即乳头正上方与肩线交接处。

父母以食指、中指、无名指放在肩颈交会处，用中指指腹向下揉按，有特殊酸麻、胀痛的感觉。每天早晚各按压 1 次，每次左右各（或双侧同时）按压 1~3 分钟。

三阴交穴

属足太阴脾经经脉的穴位，在人体小腿内侧，足内踝上缘 3 指宽，踝尖正上方胫骨边缘凹陷中。

父母以大拇指指尖垂直按压穴位，每天早晚各 1 次，每次左右足各揉按 1~3 分钟。

推荐食材

南瓜	芦根	枇杷	蜂蜜	柚子

取穴技巧

肩井穴

患儿正坐，父母把手放在患儿肩上，以食指、中指、无名指放在肩颈交会处，中指指腹所在位置的穴位即是。

程度	中指压法	时间 / 分钟
重		1~3

丰隆穴

患儿正坐、屈膝、垂足，父母一手放于患儿腿的侧部，其中中指位于外膝眼到外踝尖连线的中点处，则中指所在位置即是穴位。

外膝眼

外踝尖

程度	三指压法	时间 / 分钟
适度		1~3

三阴交穴

患儿正坐，抬脚置另一腿上，父母以一手（除大拇指外）四指并拢伸直，并将小指置于患儿足内踝上缘处，则食指下、踝尖正上方胫骨边缘凹陷处即是该穴。

踝尖

程度	拇指压法	时间 / 分钟
适度		1~3

食疗保健

忌食：鱼虾等海鲜类、过咸食物、肉类
多食：豆类及豆制品、苹果、蔬菜

刮痧疗法

第一步，用角刮法刮拭前胸天突穴、中府穴至膻中穴一带，由上到下，由内向外。

第二步，用面刮法刮拭背部脊椎定喘穴至肺俞穴处。

第三步，用面刮法刮拭腰部志室穴一带。

俞府穴
胸部，当锁骨下缘，前正中线旁开2寸处

膻中穴
胸部，当前正中线上，平第四肋间，两乳头连线的中点

定喘穴
背部，第七颈椎棘突下，旁开0.5寸处

天突穴
颈部，喉结下、胸骨柄上陷中

中府穴
胸部，距胸骨正中线6寸处

肺俞穴
背部，第三胸椎棘突下，旁开1.5寸处

志室穴
腰部，当第二腰椎棘突下，旁开3寸处

父母刮痧		
时间	运板	次数
10~15 分钟	面刮法 角刮法	20~30 次 轻度

107

贫血

贫血是小儿中常见的一种病症，引起贫血的原因较为复杂，缺铁、铅中毒、饮食精细等情况都有可能造成贫血。此处所指"贫血"为"营养性缺铁性贫血"，通过按摩和刮痧，并在饮食上多加注意，治愈率较高。小儿贫血在早期常常被家长忽视，等到确诊时，贫血程度已经很重。家长可以通过刮痧和按摩的方式来辅助治疗，一般 2~3 个月内可初见疗效。

推拿疗法

1. 由尾椎两旁开始，沿脊椎向上捏至大椎两旁，共捏脊 10 遍，在脾腧、肾腧及大肠穴揉压 3~5 分钟。

2. 以肚脐为中心，顺时针方向由小到大揉腹部 3 分钟，后在双侧天枢穴揉压 5 分钟。父母手用力要柔和，先轻后重，每次 15~20 分钟，每日 1 次，7~10 日为 1 疗程。

特效穴位

血海穴

属足太阴脾经经脉穴位，屈膝，在大腿内侧，髌底内侧端上 2 寸处，当股四头肌内侧头的隆起处。

父母用大拇指垂直按压穴位，每天早晚各 1 次，每次左右脚穴位各按压 3~5 分钟。

小海穴

属手太阳小肠经经脉的穴位，在人体的肘内侧，当尺骨鹰嘴与肱骨内上髁之间的凹陷处。

父母以大拇指指腹垂直触压揉按穴位，每次左右各揉按 1~3 分钟。

足三里穴

属足阳明胃经经脉的穴位，位于小腿前外侧，当犊鼻穴下 2.2 寸，距胫骨前嵴 1 横指（中指）处。

父母以中指指腹垂直用力按压，每日早晚各揉按 1 次，每次 1~3 分钟。

推荐食材

红枣	猪肝	桂圆	胡萝卜	菠菜

取穴技巧

血海穴

患儿正坐，跷一脚置于另一膝上，父母将一手（大拇指除外）四指并拢，小指尖置于患儿膝盖骨内侧的上角，则食指指腹所在位置即是该穴。

膝盖骨

血海 血海

程度	拇指压法	时间／分钟
适度		3~5

小海穴

患儿伸臂屈肘向头，上臂与前臂约呈90度。父母手轻握患儿肘尖，大拇指指腹所在的两骨间即是该穴。

肘尖

小海

程度	拇指压法	时间／分钟
适度		1~3

足三里穴

患儿正坐，屈膝90度，父母手心侧对患儿髌骨，手指朝向里，无名指指端处即是该穴。

足三里 足三里

程度	中指折叠法	时间／分钟
重		1~3

食疗保健

多食：海洋鱼类、动物肝脏、动物血类、绿叶蔬菜类、木耳、蘑菇

桂圆枸杞粥：将桂圆肉、枸杞子、血糯米各 15 克分别洗净，同入锅，加水适量，大火煮沸后改小火煨煮，至米烂汤稠即可，每日 1剂，分早晚 2 次吃完。经常食用有效。

刮痧疗法

第一步，用单角刮法刮拭整个头部，并重点刮拭头顶部的百会穴。

第二步，用面刮法刮拭内脚踝上方的三阴交穴。

第三步，用垂直按揉法刮拭第四、五跖骨结合部的侠溪穴。

第四步，用面刮法刮拭脚底部、弯曲五趾时凹下部位的涌泉穴。

百会穴
头顶中央，耳尖直上方处前对鼻尖

三阴交穴
下肢，内踝尖上3寸处

侠溪穴
足部，第四、五趾缝间

涌泉穴
足底，足趾骨中央微前方

父母刮痧		
时间	运板	次数
10~15分钟	单角刮法 面刮法 垂直按揉法	20~30次

心悸

小儿心悸主要是指患儿感觉到心中悸动,不能控制,心跳加快变强,常与风湿性心脏病、贫血、心脏神经官能症等病症伴随出现。

推拿疗法

1. 用抹法刮印堂穴至鱼腰穴、太阳穴6~10次,按揉百会穴、风池穴各1分钟。

2. 推心俞、肺俞、膈俞约1分钟,摩膻中穴、中府穴、云门穴各1分钟。

3. 按揉内关穴、神门穴约2分钟。

特效穴位

极泉穴

属手少阴心经经脉的穴位,位于人体的两腋窝正中,在腋窝下的两条经脉之间,腋动脉的搏动之处。

父母以中指指尖按压穴位,每天早晚2次,左右各揉按1~3分钟,先左后右。

神门穴

属手少阴心经经脉的穴位,位于手腕关节的手掌一侧,尺侧腕屈肌腱的桡侧凹陷处。

父母弯曲大拇指,以指甲尖垂直掐按穴位,每日早晚2次,左右手各掐按3~5分钟,先左后右。

少府穴

属手少阴心经经脉的穴位,位于第四和第五掌骨之间,屈指握拳时,小指指尖处。

父母以一手4指(大拇指除外)轻握患儿手背,弯曲大拇指,以指尖按压穴位,每日早晚、左右各揉(或掐)按3~5分钟。

推荐食材

莲子	百合	猪心	红枣	桂圆
酸枣仁	银耳	黑木耳	萝卜	陈皮

取穴技巧

极泉穴

患儿正坐，手平伸，举掌向上，屈肘，掌心向着自己头部，父母以中指按患儿腋窝正中陷凹处即是。

程度	中指折叠法	时间 / 分钟
适度		1~3

神门穴

患儿正坐，伸手、仰掌，屈肘向上约 45 度，在无名指与小指掌侧向外方，父母用另一手四指握住患儿手腕，弯曲大拇指，指甲尖所到的豆骨下、尺骨端凹陷处即是。

程度	拇指压法	时间 / 分钟
适度		3~5

少府穴

患儿正坐伸手，仰掌，屈肘向上约 45 度，拇指以外的其余四指屈向掌中，当小指与无名指指尖中间与感情线交会处即是。

程度	拇指压法	时间 / 分钟
适度		3~5

食疗保健

红枣粥：红枣煮粥，早晚空腹吃。

百合粥：百合、莲子、薏米各适量，同煮粥，加冰糖或白糖调味食用。

刮痧疗法

第一步，用面刮法刮拭脊椎及肩胛部位，重点刮拭大杼穴。

第二步，用单角刮法，从上而下刮拭前胸膻中穴。

第三步，用面刮法由上而下刮拭内关穴、通里穴。

膻中穴
胸部，当前正中线上，平第四肋间，两乳头连线的中点

内关穴
前臂掌侧，腕横纹上 2 寸，掌长肌腱与桡侧腕屈肌腱之间

通里穴
前臂掌侧，尺侧腕横纹上1寸处

大杼穴
第一胸椎棘突下，旁开1.5寸处

父母刮痧		
时间	运板	次数
10~15 分钟	面刮法 单角刮法	20~30 次

小儿便秘

小儿便秘对患儿的生长发育影响较大，主要表现为大便干结、干燥难解，且伴有腹痛、腹胀等现象。小儿便秘可分为三种：功能性便秘，多由进食过少、食物中纤维过少等饮食因素导致；习惯性便秘多由经常控制排便而产生；器质性病变所致的便秘多由直肠或其他全身疾病所产生。

推拿疗法

1. 实热便秘的患儿，可清大肠、退六腑、运内八卦各 500 次，按揉膊阳池 300 次，摩腹约 5 分钟，按揉足三里 1 分钟，推下七节骨 300 次。

2. 虚寒便秘的患儿，可补脾经、清大肠、推三关各 300 次，揉上马 500 次，按揉膊阳池、揉肾俞、捏脊、按揉足三里穴各 1 分钟。

特效穴位

天枢穴

属足阳明胃经经脉的穴位，在中腹部，肚脐左右两侧 3 指宽处。

父母双手掌心向下，以食指、中指、无名指 3 个手指头垂直下按并向外揉压，施力点在中指指腹。每天早晚各按 1 次，每次揉按 1~3 分钟。

商曲穴

属足少阳肾经经脉的穴位，在人体的上腹部，当脐中上 2 寸，前正中线旁开 0.5 寸处。

父母将双手食指分别扣压在各自中指上，轻按于商曲穴上，顺时针方向轻轻揉按，每天早晚各 1 次，每次 1~3 分钟。

支沟穴

属手少阳三焦经经脉的穴位，位于人体的前臂背侧，当阴穴池穴与肘尖的连线上，腕背横纹上 2.2 寸，尺骨与桡骨之间。

父母用一只手轻握患儿手腕，大拇指在手内侧，四指在手外侧，中指指尖垂直下压，揉按穴位，有酸、痛的感觉。每天早晚各揉按 1 次，每次左右各揉按 1~3 分钟，先左后右。

推荐食材

菠菜	芹菜	松仁	扁豆	山药

取穴技巧

天枢穴

患儿仰卧或正坐，父母手背向外，大拇指与小指弯曲，中间三指并拢，以食指指腹贴于患儿肚脐，无名指所在的位置即是。

肚脐

天枢 · 天枢

程度	三指压法	时间 / 分钟
适度		1~3

商曲穴

父母将食指、中指和无名指并拢，掌心朝内，置于患儿腹部，无名指位于肚脐眼处，食指所在的位置即是。

商曲 · 商曲

程度	中指折压法	时间 / 分钟
轻		1~3

支沟穴

患儿正坐，手平伸，屈肘，掌心向自己，肘臂弯曲约呈90度。父母用一手轻握患儿手腕下，大拇指在内侧，其余四指弯曲置于外侧，食指指尖在阳池穴上，那么小指指尖所在位置即是该穴。

支沟
阳池

程度	中指折叠法	时间 / 分钟
重		1~3

115

食疗保健

忌食：肉类，辛辣、油腻食物

多食：蜂蜜、香蕉、苹果、含纤维素多的青菜

蜂蜜汁：蜂蜜 30~60 克，芝麻油 10 毫升，开水冲服，早晚各 1 次。

杏仁羹：杏仁 10~20 克，山药 50 克，胡桃肉 20 克，蜂蜜适量。将前三种材料洗净、去皮、打碎、和匀，加蜂蜜，加水适量煮沸，频服。

刮痧疗法

第一步，用面刮法从上到下、从内到外刮拭天枢穴、腹结穴、关元穴位处。

第二步，用面刮法刮拭脊椎大肠俞穴、小肠俞穴、次髎穴。

第三步，用平面按揉法刮拭足部公孙穴。

小肠俞穴
骶部，骶正中脊旁
1.5寸处，平第一
骶后孔

大肠俞穴
腰部，第四腰椎棘突下，旁
开1.5寸处

次髎穴
背部，第二骶后孔中

公孙穴
足部第一跖骨基底
内侧前下方

天枢穴
腹部，脐旁开2寸，腹直肌外缘

腹结穴
脐旁3寸，大
横穴下1寸处

关元穴
腹部脐下3寸处

父母刮痧		
时间	运板	次数
10~15 分钟	面刮法 平面按揉法	20~30 次

急性肠胃炎

急性肠胃炎是在患儿胃肠黏膜发病的急性炎症，多是由于饮食不当、暴饮暴食或食物变质等原因引起，多发于夏秋两季。孩子对食物的品质没有辨别能力，因此在无人看管的情况下，很容易因吃不洁的食物引起食物中毒。

特效穴位

内庭穴

属足阳明胃经经脉的穴位，在足的次趾与中趾之间，脚叉缝尽处的凹陷中。

父母弯曲大拇指，用指尖下压揉按穴位，早晚各 1 次，按先左后右的顺序，各揉按 1~3 分钟。

肓俞穴

属足少阴肾经经脉的穴位，在人体腹中部，当脐中旁开 0.5 寸处。

患儿深吸气，让腹部下陷，父母用中指指尖稍出力揉按，有热痛的感觉。每天早晚、左右各（或双侧同时）揉 1~3 分钟。

太冲穴

属足厥阴肝经经脉的穴位，在足背侧，第一、二趾跖骨连接部位中。用手指沿拇趾和次趾的夹缝向上移压，到能够感觉到动脉的时候就是该穴位。

父母以食指和中指指尖垂直由下往上揉按，有特殊胀、酸、疼痛的感觉。每次左右各按揉 3~5 分钟，先左后右。

食疗保健

忌食：咖啡、冷饮、肥肉

多食：母乳、米汤、藕粉、鲜果汁、菜汁、鸡蛋羹

推荐食材

莲藕	鸡蛋	虾仁	豆腐	土豆
冬瓜	菜花	西葫芦	面包	鱼肉

取穴技巧

内庭穴

患儿正坐屈膝，把一脚抬起，放另一腿上，父母用一手四指置患儿脚掌底托着，大拇指在脚背，并置于次趾与中趾之间，脚叉缝尽处的凹陷中即是。

程度	拇指压法	时间 / 分钟
适度		1~3

肓俞穴

患儿正坐或仰卧，父母举两手掌心向下，以中指指尖垂直下按脐旁穴位即是。

程度	中指折压法	时间 / 分钟
重		1~3

太冲穴

患儿正坐，垂足，曲左膝，举脚置座椅上，父母手掌朝下置于患儿脚背，弯曲中指，中指指尖所在的位置即是。

程度	二指压法	时间 / 分钟
轻		3~5

刮痧疗法

第一步，用面刮法刮拭腹部中脘穴、水分穴、梁门穴、天枢穴、气海穴。

第二步，用面刮法刮拭前臂阴面内关穴，用同样的方法刮拭前臂阳面温溜穴。

第三步，用平面按揉法刮拭腿部足三里穴，用面刮法刮拭梁丘穴。

第四步，用面刮法刮拭脊背部胃俞穴、大肠俞穴。

中脘穴
腹正中线上，脐上4寸处

水分穴
脐上1寸处

气海穴
下腹部，脐下1寸处

梁丘穴
屈膝，大腿前面，当髂前上棘与髌底外侧端的连线上，髌底上1.5寸处

梁门穴
脐上4寸，脐旁开2寸处

天枢穴
腹部，脐旁开2寸，腹直肌外缘

内关穴
前臂掌侧，腕横纹上2寸，掌长肌腱与桡侧腕屈肌腱之间

足三里穴
外侧膝眼下直下3寸，距胫骨前嵴1横指处

胃俞穴
第十二胸椎棘突下，脊柱旁开1.5寸处

温溜穴
前臂背侧桡侧的中部，阳溪穴上3.5寸处

大肠俞穴
腰部，第四腰椎棘突下，旁开1.5寸处

父母刮痧		
时间	运板	次数
10~15分钟	面刮法 平面按揉法	20~30次

119

胃下垂

　　胃下垂是指胃体下降至生理最低线以下位置的病症，主要是由于长期饮食失节或劳倦过度，致中气下降、胃气升降失常所致，患者常感到腹胀、恶心、嗳气、胃痛，偶有便秘、腹泻，或交替性腹泻以及便秘等症状。

特效穴位

胃俞穴

　　属足太阳膀胱经经脉的穴位，在背部第十二胸椎棘突下，旁开 1.5 寸处。

　　父母将食指叠加在中指指背上，一起用力揉按穴位，每次左右手各揉按 3~5 分钟，先左后右。

中脘穴

　　属任脉的穴位，在上腹部前正中线上，当脐中上 4 寸处。

　　父母双手中指同时出力揉按穴位，有刺痛的感觉。每次揉按各 1~3 分钟，先左上右下，后右上左下。

建里穴

　　属任脉的穴位，在上腹部正中线上，当脐中上 2 寸处。

　　父母双手中指同时出力揉按穴位，有刺痛的感觉。每次揉按各 1~3 分钟，先左上右下，后右上左下。

下脘穴

　　属任脉的穴位，在下腹部前正中线上，当脐中上 2 寸处。

　　父母双手中指同时出力揉按穴位，有刺痛的感觉。每次揉按各 1~3 分钟，先左上右下，后右上左下。

止泻穴

　　属经外穴，在腹部脐正中线上，神阙与曲骨连线的中点处。

　　父母将食指叠加在中指指背上，一起用力揉按穴位，每次左右手各揉按 3~5 分钟，先左后右。

食疗保健

　　忌食：辛辣刺激食物、咖啡、可乐、花生、蚕豆

　　多食：流质主食、豆腐、半熟鸡蛋、高蛋白食物、蔬菜

推荐食材

牛奶	鸡肉	鱼肉	豆腐	红薯

取穴技巧

胃俞穴

患儿正坐，父母伸双手向患儿胸，掌心向里，中指指尖放于患儿背部第十二胸椎棘突旁开1寸处。

程度	中指折叠法	时间 / 分钟
重		3~5

中脘穴

患儿正坐，父母伸双手向患儿胸，掌心向里，中指指尖放在脐中上约4寸处穴位即是。

程度	中指折压法	时间 / 分钟
重		1~3

建里穴

患儿正坐，父母伸双手向患儿胸，掌心向里，中指指尖放于脐中上约2寸处穴位即是。

程度	中指折压法	时间 / 分钟
重		1~3

下脘穴

患儿正坐，父母伸双手向患儿胸，掌心向里，中指指尖放于脐中上约2寸处穴位即是。

程度	中指折叠法	时间 / 分钟
重		1~3

止泻穴

患儿正坐，父母伸双手向患儿胸，掌心向里，中指指尖放于脐与曲骨穴的中点处穴位即是。

程度	中指折叠法	时间 / 分钟
重		3~5

刮痧疗法

第一步，用单角刮法刮拭头顶百会穴。

第二步，用面刮法刮拭腹部中脘穴、气海穴、大横穴，用同样的方法刮拭脊背部胃俞穴。

第三步，用面刮法从上向下刮拭小腿正前方足三里穴、上巨虚穴。

百会穴
头顶中央，耳尖直上方处，前对鼻尖

胃俞穴
第十二胸椎棘突下，脊柱旁开1.5寸处

足三里穴
外侧膝眼下直下3寸，距胫骨前嵴1横指处

上巨虚穴
足三里穴下3寸处

大横穴
脐旁3寸，乳中线直下

中脘穴
腹正中线上，脐上4寸处

气海穴
下腹部，脐下1寸处

父母刮痧		
时间	运板	次数
10~15 分钟	单角刮法 面刮法	20~30 次

阑尾炎

阑尾炎可分为急性阑尾炎和慢性阑尾炎两种。急性阑尾炎的特点是疼痛出现突然，并伴有发热、恶心、呕吐等症状，严重时可发生穿孔，形成腹膜炎。慢性阑尾炎缺乏典型的症状表现，多是由于急性阑尾炎发作之后，因为管腔狭窄或闭合，周围粘连，使阑尾运动功能失常或压迫阑尾壁神经末梢等引起腹痛。

特效穴位

阑尾穴

属经外穴，在小腿前侧上部，胫骨前缘旁开 1 横指。

父母以中指指腹垂直用力按压，每日早晚各揉按 1 次，每次 1~3 分钟。

天枢穴

属足阳明胃经经脉的穴位，在中腹部，肚脐左右两侧 3 指宽处。

父母双手掌心向下，以食指、中指、无名指 3 个手指头垂直下按并向外揉压，施力点在中指指腹。每天早晚各按 1 次，每次揉按 1~3 分钟。

足三里穴

属足阳明胃经经脉的穴位，位于小腿前外侧，当犊鼻穴下 2.2 寸，距胫骨前嵴 1 横指（中指）处。

父母以中指指腹垂直用力按压，每日早晚各揉按 1 次，每次 1~3 分钟。

食疗保健

忌食：羊肉、芹菜、黄豆、火腿、白菜、韭菜

多食：汤类食物、藕粉、牛奶、鸡蛋羹

芹菜瓜仁汤：芹菜 30 克，冬瓜仁 20 克，藕节 20 克，野菊花 30 克，水煎，每日分 2 次服用。

桃仁薏米粥：将去皮、去尖的桃仁 10 克、薏米 30 克、粳米 50 克分别洗净，加水同煮至粥熟烂服用。

冬瓜苦参汤：将冬瓜 15 克切块洗净，苦参 30 克、甘草 10 克洗净，加水煎煮，待凉调入适量蜂蜜服用。

推荐食材

冬瓜	莲藕	橘子	豆浆	芹菜

取穴技巧

阑尾穴

患儿正坐，父母在患儿髌骨中线下约 3 寸，在足三里与上巨虚两穴之间压痛最明显处取穴。

程度	中指折叠法	时间 / 分钟
重		1~3

天枢穴

患儿仰卧或正坐，父母手背向外，大拇指与小指弯曲，中间三指并拢，以食指指腹贴于患儿肚脐，无名指所在的位置即是。

肚脐

程度	三指压法	时间 / 分钟
适度		1~3

足三里穴

患儿正坐，屈膝90度，父母手心侧对患儿髌骨，手指朝向里，无名指指端处即是该穴。

程度	中指折叠法	时间 / 分钟
重		1~3

刮痧疗法

第一步，用面刮法刮拭腹部下脘穴、气海穴、大巨穴；用同样的方法刮拭腰部大肠俞穴。

第二步，用面刮法刮拭膝盖上方梁丘穴。

第三步，用面刮法刮拭小腿正前方足三里穴、上巨虚穴。

第四步，用面刮法从上到下刮拭温溜穴、合谷穴。

大肠俞穴
腰部，第四腰椎棘突下，旁开1.5寸处

气海穴
下腹部，脐下1寸处

下脘穴
脐上2寸处

大巨穴
下腹部，当脐中下2寸，距前正中线2寸处

温溜穴
前臂背侧桡侧的中部，阳溪穴上3.5寸处

合谷穴
第一、二掌骨凹陷中

梁丘穴
屈膝，大腿前面，当髂前上棘与髌底外侧端的连线上，髌底上1.5寸处

上巨虚穴
足三里穴下3寸处

足三里穴
外侧膝眼下直下3寸，距胫骨前嵴1横指处

父母刮痧		
时间	运板	次数
10~15分钟	面刮法	20~30次

腹泻

腹泻是指大便增多，粪便稀薄、甚至泻出如水的一种疾病，主要是由饮食不当、脾胃不和等引起，主要症状为腹泻和呕吐，严重的患儿可能会导致脱水。根据病因分为感染性和非感染性两种，发病年龄多在 2 岁以下，1 岁以内者约占半数，夏秋季发病率最高，是我国儿童重点防治的四种病之一。

推拿疗法

1. 患儿正坐，横擦脾俞、胃俞、肾俞、八髎穴，以热为度。

2. 患儿仰卧，先摩中脘穴 10 分钟，接着摩腹 10 分钟。

3. 患儿俯卧，按脾俞、胃俞及大肠俞穴，以酸胀为度。

特效穴位

天枢穴

属足阳明胃经经脉的穴位，在中腹部，肚脐左右两侧 3 指宽处。

父母双手掌心向下，以食指、中指、无名指 3 个手指头垂直下按并向外揉压，施力点在中指指腹。每天早晚各按 1 次，每次揉按 1~3 分钟。

血海穴

属足太阴脾经经脉穴位，屈膝，在大腿内侧，髌底内侧端上 2 寸处，当股四头肌内侧头的隆起处。

父母用大拇指垂直按压穴位，每天早晚各 1 次，每次左右脚穴位各按压 3~5 分钟。

长强穴

属督脉的第一穴位，在人体的尾骨端下，当尾骨端与肛门连线的中点处。

父母以中指和食指用力揉按穴道，有酸胀的感觉，向里面以及四周扩散。每次用左右手各揉按 1~3 分钟，先左后右。

推荐食材

扁豆	山药	芡实	胡萝卜	酸奶

取穴技巧

天枢穴

患儿仰卧或正坐，父母手背向外，拇指与小指弯曲，中间三指并拢，以食指指腹贴于患儿肚脐，无名指所在的位置即是。

肚脐

程度	三指压法	时间 / 分钟
适度		1~3

血海穴

患儿正坐，跷一脚置于另一膝上，父母将一手（大拇指除外）四指并拢，小指尖置于患儿膝盖骨内侧的上角，则食指指腹所在位置即是该穴。

膝盖骨

程度	拇指压法	时间 / 分钟
适度		3~5

长强穴

患儿俯卧，上身前俯，父母伸手至患儿臀后尾骨端与肛门连线的中点处，中指所在位置的穴位即是。

程度	二指压法	时间 / 分钟
轻		1~3

食疗保健

忌食：牛奶、豆类及豆制品、鸡蛋、肉类
多食：果汁、胡萝卜汤、苹果、藕粉

芹菜汤：选用5根芹菜，连根洗净，切成2~3厘米长，倒入2杯水，熬煮至水剩一半为止；然后用纱布挤出芹菜汁喝。

刮痧疗法

第一步，用面刮法刮拭脊背部的身柱穴。

第二步，用面刮法刮拭腰部的大肠俞穴，用同样的方法刮拭腹部的天枢穴。

第三步，用平面按揉法刮拭小腿正前方的足三里穴。

天枢穴
腹部，脐旁开2寸，腹直肌外缘

身柱穴
胸部，第三胸椎棘突下凹陷处

大肠俞穴
腰部，第四腰椎棘突下，旁开1.5寸处

足三里穴
外侧膝眼下直下3寸，距胫骨前嵴1横指处

父母刮痧		
时间	运板	次数
10~15分钟	面刮法 平面按揉法	20~30次

腹痛

孩子出现腹痛的原因很多，涉及的病种范围广，内科、外科都可导致腹痛，是由腹部组织和腹腔脏器器质性病变或功能紊乱所致。腹痛的症状主要表现为腹部疼痛，并伴有初期的烦躁不安、面容痛苦、倦怠、呼吸加快等症状，严重者会出现发热、呕吐的现象，可见于任何年龄与季节。

推拿疗法

1. 感寒腹痛的患儿，可补脾经、揉外劳宫、掐揉一窝风、推三关、摩腹各 200 次，拿肚角 10 次，揉中脘穴 200 次。

2. 伤寒腹痛的患儿，可补脾经、清大肠、揉中脘、揉一窝风各 200 次，分腹阴阳 100 次，揉天枢穴 200 次，拿肚角 10 次，揉足三里、摩腹、运内八卦、揉板门各 200 次。

3. 虫积腹痛的患儿，揉一窝风、揉外劳宫、揉脐、推三关、摩腹各 200 次。

4. 虚寒腹痛的患儿，可补脾经、补肾经、揉丹田、推三关、按揉足三里穴、揉外劳宫、揉中脘穴、揉脐各 200 次。

特效穴位

神阙穴

属任脉的穴位，在人体的腹中部，肚脐的中央。

父母用左手手掌掌心对准肚脐，覆盖在肚脐上，右手手掌覆盖于左手掌背，双手掌同时出力，揉按穴位，有酸痛感。每次左右手上下互换，各揉按 1~3 分钟。

章门穴

属足厥阴肝经经脉的穴位，在人体的侧腹部，当第十一肋游离端的下方。

父母用大拇指、食指直下掌根处，形状像鱼一般肉厚处圆形揉按穴位，有胀痛的感觉。每次左右各（或双侧同时）揉按 1~3 分钟。

大横穴

属足太阴脾经经脉的穴位，在人体的腹中部，距脐中 3 寸。

父母以两手中指指尖垂直下压（此时患儿吸气、缩腹效果更佳）揉按，每天早晚各 1 次，每次揉按 1~3 分钟。

推荐食材

荸荠	鲤鱼	豆腐	山楂	萝卜

取穴技巧

神阙穴

在肚脐正中取穴即可。

程度	全手压法	时间 / 分钟
轻		1~3

章门穴

患儿仰卧，双手掌心向下，指尖朝下，放在双乳下，肋骨上。父母用大拇指、食指直下掌根处，形状像条鱼一般肉厚处所按穴位即是。

程度	拇指压法	时间 / 分钟
轻		1~3

大横穴

患儿正坐或仰卧，父母一手五指并拢，手指朝下，将拇指放于患儿肚脐处，则小指边缘与肚脐所对的位置即是。再依此法找出左边穴位。

程度	中指折叠法	时间 / 分钟
适度		1~3

食疗保健

葱白粥：葱白 5 克，粳米 50 克，将粳米洗净后与葱白一同放入锅中，加适量清水煎煮成粥即可。本方具有调中和胃的作用，主治小儿腹痛。

刮痧疗法

第一步，用面刮法刮拭腹部中脘穴、天枢穴、关元穴。

第二步，用面刮法从上到下刮拭肾俞穴至大肠俞穴。

第三步，用面刮法刮拭腿部梁丘穴。

中脘穴
腹正中线上，脐上4寸处

天枢穴
腹部，脐旁开2寸，腹直肌外缘

关元穴
腹部脐下3寸处

梁丘穴
屈膝，大腿前面，当髂前上棘与髌底外侧端的连线上，髌底上1.5寸处

大肠俞穴
腰部，第四腰椎棘突下，旁开1.5寸处

肾俞穴
腰部，第二腰椎棘突下，旁开1.5寸处

父母刮痧		
时间	运板	次数
10~15分钟	面刮法	20~30次

腹胀

　　腹胀是由胃肠道内积存了过量的气体所致，主要表现为腹胀和腹部气体滞留两种现象。当胃肠积气过多时，患者可感到腹部不适，主要表现为嗳气、腹胀、肠鸣亢进等症状，有时会腹痛。

推拿疗法

　　1. 点建里穴半分钟，摩腹 2 分钟，按揉足三里穴、太冲穴 2 分钟。

　　2. 拿肩井穴约 10 次。

特效穴位

商曲穴

　　属足少阴肾经经脉的穴位，位于人体的上腹部，当脐中上 2 寸，前正中线旁开 0.5 寸处。

　　父母将双手食指分别扣压在各自中指上，轻按于商曲穴上，顺时针方向轻轻揉按，每天早晚各 1 次，每次 1~3 分钟。

大敦穴

　　属足厥阴肝经经脉的穴位，位于人体足部，大趾（靠第二趾一侧）甲根边缘约 2 毫米处。

　　父母用大拇指指腹揉按穴位，有酸、胀、痛的感觉。每次左右各揉按 3~5 分钟，顺序是先左后右。

期门穴

　　属足厥阴肝经经脉的穴位，在人体的胸部，乳头直下，与巨阙穴齐平。

　　父母用大拇指、食指直下掌根处，揉按穴位，有胀痛的感觉。每次左右各（或双侧同时）揉按 3~5 分钟。

推荐食材

金橘	萝卜	山楂	杨梅	紫苏
白豆蔻	白菜	冬瓜	苦瓜	西红柿

取穴技巧

商曲穴

父母将食指、中指和无名指并拢，掌心朝内，置于患儿腹部，无名指位于肚脐眼处，食指所在的位置即是。

程度	中指折压法	时间 / 分钟
轻		1~3

大敦穴

患儿正坐垂足，屈曲左膝，抬一足置于椅上，父母用一手轻握患儿左脚趾，四指在下，弯曲大拇指，以指甲尖垂直掐按穴位即是。

程度	拇指压法	时间 / 分钟
重		3~5

期门穴

患儿仰卧，父母举双手，掌心向下，指尖相对，放在患儿双乳下、肋骨上，大拇指、食指直下掌根处的鱼际所按穴位即是。

程度	拇指压法	时间 / 分钟
轻		3~5

食疗保健

忌食：花生、蚕豆、羊肉
多食：流质食物、鸡蛋羹

刮痧疗法

第一步，用面刮法刮拭太阴经肝俞穴至胃俞穴段和大肠俞穴至小肠俞穴。

第二步，用面刮法刮拭腹部上腕至下腕段，用同样的方法刮拭气海穴、天枢穴。

第三步，用平面按揉法刮拭足三里穴，用垂直按揉法刮拭太冲穴。

肝俞穴
背部，第九胸椎棘突下，旁开1.5寸处

脾俞穴
背部，第十一胸椎棘突下，旁开1.5寸处

悬枢穴
位于第一腰椎棘突下凹陷中

小肠俞穴
骶部，骶正中脊旁1.5寸，平第一骶后孔

大椎穴
位于第七颈椎棘突下

至阳穴
背部，当后正中线上，第七胸椎棘突下凹陷中

胃俞穴
第十二胸椎棘突下，脊柱旁开1.5寸处

肾俞穴
位于第二腰椎棘突下，旁开1.5寸处

大肠俞穴
位于第四腰椎棘突下，旁开1.5寸

关元俞穴
腰部，第五腰椎棘突下，旁开1.5寸处

上腕穴
位于前正中线上，脐上5寸处

建里穴
位于前正中线上，中腕下1寸处

水分穴
位于前正中线上，脐上1寸处

气海穴
位于前正中线上，脐下1.5寸处

中腕穴
位于前正中线上，脐上4寸处

下腕穴
位于前正中线上，脐上2寸处

章门穴
位于第十一游离肋端下缘处

天枢穴
位于脐旁2寸处

足三里穴
位于外侧膝眼直下3寸，距胫骨前嵴1横指处

太冲穴
位于足拇趾与次趾的趾缝后约2寸处

父母刮痧		
时间	运板	次数
10~15分钟	面刮法 平面按揉法 垂直按揉法	20~30次

肠道蛔虫病

肠道蛔虫病是儿童当中一种常见的肠道寄生虫病，发病率很高，主要是由于患儿沾染了带有蛔虫卵的不洁食物、水等，与卫生状况的关系极为密切。蛔虫在肠道内生长繁殖，甚至有可能聚结成团，阻塞肠道，甚至穿肠入胆，使得右上腹疼痛、呕吐、黄疸，形成胆道蛔虫病。

特效穴位

大横穴

属足太阴脾经经脉的穴位，在人体的腹中部，距脐中 3 寸处。

父母以两手中指指尖垂直下压（此时患儿吸气、缩腹效果更佳）揉按，每天早晚各 1 次，每次揉按 1~3 分钟。

四缝穴

属经外穴，在第 2~5 指掌侧，近端指关节的中央，当横纹中点。

父母用两手大拇指指腹垂直下压揉按，每天早晚各 1 次，每次按揉 1~3 分钟。

百虫窝穴

属经外穴，在大腿内侧髌底内侧端上的 2 寸处。

父母用大拇指垂直按压穴位，每天早晚各 1 次，每次左右腿穴位各按压 3~5 分钟。

食疗保健

忌食：生冷食物、未熟食物

花椒粥：花椒 5~10 克，大米 30 克。花椒研为细末备用。先取大米煮粥，待粥熟时，调入花椒粉，再煮一二沸即成，每日 1~2 剂，可杀虫止痛，小儿一般服药后 15~20 分钟腹痛停止，随后排便，并排出蛔虫。

川椒散：胡萝卜籽、川椒末各 5 克，先将胡萝卜籽微炒香，研末，再将其与川椒末拌匀，空腹服下，每日 2 次。

桃叶汁饮：将新鲜桃叶 60 片洗净打烂，加入适量开水冲泡，待凉连渣服下。

推荐食材

| 南瓜 | 薏米 | 丝瓜 | 乌梅 | 生姜 |
| 花椒 | 韭菜 | 莱菔子 | 醋 | 槟榔 |

取穴技巧

大横穴

患儿正坐或仰卧，父母一手五指并拢，手指朝下，将大拇指放于患儿肚脐处，则小指边缘与肚脐所对的位置即是。再依此法找出左边穴位。

肚脐

大横　大横

程度	中指折叠法	时间 / 分钟
适度		1~3

四缝穴

患儿背坐，双手下垂，父母弯曲大拇指，以拇指垂直轻轻按揉患儿第 2~5 指掌侧，近端指关节横纹中点即是。

程度	拇指压法	时间 / 分钟
重		1~3

百虫窝穴

患儿屈膝，父母以手掌按于患儿大腿内侧髌底内侧端上约 2 寸处即是此穴。

程度	拇指压法	时间 / 分钟
适度		3~5

刮痧疗法

第一步，用面刮法刮拭脊背部胆俞穴。

第二步，用面刮法刮拭腹部的日月穴、期门穴。

第三步，用面刮法刮拭小腿外侧阳陵泉穴。

期门穴
乳中线上，乳头下二肋处

日月穴
腹部上方，乳头直下方

阳陵泉穴
小腿外侧，当腓骨小头前下方凹陷处

胆俞穴
背部，当第十胸椎棘突下，左右2指宽处

父母刮痧		
时间	运板	次数
10~15分钟	面刮法	20~30 次

小儿呃逆

小儿呃逆通常表现为气逆上冲、喉间呃声连连、声短而频、人的意识不能控制等症状。此症持续发作或偶尔发作，现代医学称之为"膈肌痉挛"，认为是有某种刺激引起膈神经过度兴奋所致。小儿呃逆常常是由饮食不当引起胃中的连锁反应造成的。

推拿疗法

1. 顺时针方向摩腹 5 分钟，揉中脘穴约 2 分钟。

2. 按揉内关穴、足三里穴约 2 分钟。

特效穴位

上脘穴

属任脉的穴位，在人体上腹部，前正中线上，当脐中上 5 寸处。

父母双手中指同时出力揉按穴位，有刺痛的感觉。每次揉按各 1~3 分钟，先左上右下，后右上左下。

俞府穴

属足少阴肾经经脉的穴位，在人体的上胸部位，人体正面正中线左右 3 指宽处，锁骨正下方。

父母举双手，用大拇指指尖垂直揉按胸前两侧、锁骨下穴位。每天早晚左右各（或双侧同时）揉按 3~5 分钟。

内关穴

属手厥阴心包经经脉的穴位，在人体的前臂掌侧，从近手腕的横皱纹的中央，往上大约 3 指宽的中央部位。

父母用大拇指指尖或指甲尖垂直掐按穴位，有特别酸、胀、微痛的感觉。每天早晚、左右各掐按 1~3 分钟，先左后右。

推荐食材

木瓜	菠萝	酸奶	西红柿	陈皮
山楂	荔枝	枇杷	生姜	雪梨

取穴技巧

上脘穴

患儿仰卧，父母伸双手向患儿胸，手掌放松，约成瓢状，掌心向下，中指指尖所在位置的穴位即是。

程度	中指压法	时间 / 分钟
重		1~3

俞府穴

患儿正坐或仰卧，父母举双手，用大拇指指尖垂直揉按患儿胸前两侧、锁骨下穴位即是。

锁骨

程度	拇指压法	时间 / 分钟
重		3~5

内关穴

父母将一手中间3个手指头并拢，无名指放在患儿手腕横纹上，这时食指和患儿手腕交叉点的中点，就是该穴。

程度	拇指压法	时间 / 分钟
重		3~5

食疗保健

忌食：冷饮，辛辣、酸性食物

雪梨汤：雪梨1个（约150克），红糖50克。将雪梨洗净，连皮切碎，去核、籽。锅置火上，放入清水、梨，用小火煎沸30分钟，捞出梨块不用，加入红糖稍煮，至糖全部溶化后，即可饮用。此汤酸甜可口，略黏稠不涩，可每晚饮用，数日见效。

刮痧疗法

第一步，用面刮法由上向下刮拭脊椎气海穴、关元穴和前胸日月穴。

第二步，用平面按揉法刮拭与踝尖平齐的太溪穴。

日月穴
腹部，当乳头直下，第七肋间前正中线旁开4寸处

气海穴
位于前正中线上，脐下1.5寸处

关元穴
下腹部前正中线上，脐下3寸处

太溪穴
足内踝与跟腱之间凹陷中，平齐内踝尖

父母刮痧		
时间	运板	次数
10~15分钟	面刮法 平面按揉法	20~30次

痢疾

痢疾多是由于患儿饮食不洁，肠胃因着凉、疲劳、饥饿等病症而引发的一种肠道性传染病，一般发于夏秋两季，主要表现为突然发热、腹痛腹泻、里急后重、脓血黏液大便，对10岁以下的小孩危害尤大。

推拿疗法

1. 一般的患儿，可以推脾经、清大肠、分手阴阳、运内八卦、分腹阴阳、推下七节骨各100次。

2. 退六腑、清心经、推三关各100次。上述过程每日1次，3~5日为1疗程。

特效穴位

商曲穴

属足少阴肾经经脉的穴位，位于人体的上腹部，当脐中上2寸，前正中线旁开0.5寸处。

父母将双手食指分别扣压在各自中指上，轻按于商曲穴上，顺时针方向轻轻揉按，每天早晚各1次，每次1~3分钟。

天枢穴

属足阳明胃经经脉的穴位，在中腹部，肚脐左右两侧3指宽处。

父母双手掌心向下，以食指、中指、无名指3个手指头垂直下按并向外揉压，施力点在中指指腹。每天早晚各按1次，每次揉按1~3分钟。

肓俞穴

属足少阴肾经经脉的穴位，在人体腹中部，当脐中旁开0.5寸处。

患儿深吸气，让腹部下陷，父母用中指指尖稍用力按揉，有热痛的感觉。每天早晚、左右各（或双侧同时）揉1~3分钟。

推荐食材

西红柿	西瓜	糯米	冬瓜	鱼肉

取穴技巧

商曲穴

患儿仰卧或正坐，父母将一手食指、中指和无名指并拢，掌心朝内，置于患儿腹部，无名指位于肚脐眼处，食指所在的位置即是。

程度	中指折压法	时间／分钟
轻		1~3

天枢穴

患儿仰卧或正坐，父母手背向外，大拇指与小指弯曲，中间三指并拢，以食指指腹贴于患儿肚脐，无名指所在的位置即是。

肚脐

程度	三指压法	时间／分钟
轻		1~3

肓俞穴

患儿正坐或仰卧，父母举两手，掌心向下，以中指指尖垂直下按脐旁穴位即是。

程度	中指折压法	时间／分钟
重		1~3

食疗保健

忌食：油腻、荤腥、生冷、干硬食物，牛奶、鸡蛋、蔗糖

多食：米汤、藕粉、菜汤、果汁水、开水

萝卜姜汁：萝卜汁60克，姜汁15克，蜜糖30克，浓茶1杯，和匀蒸熟服，每日2次。

刮痧疗法

第一步，用面刮法刮拭气海穴、天枢穴。

第二步，用面刮法刮拭小腿正前方的上巨虚穴。

第三步，若患儿伴有发热症状，可刮拭前臂阳面曲池穴、合谷穴。

第四步，若患儿伴有湿重症状，可刮拭小腿内侧阴陵泉穴。

天枢穴
腹部，脐旁开2寸，腹直肌外缘

气海穴
下腹部，脐下
1.5寸处

阴陵泉穴
胫骨内侧下缘凹陷处

上巨虚穴
足三里穴下3寸，在
腓骨、胫骨之间

曲池穴
手心向里，屈肘横纹头，在外辅骨内陷中

合谷穴
第一、二掌骨凹陷中

父母刮痧		
时间	运板	次数
10~15 分钟	面刮法	20~30 次

小儿消化不良

　　小儿消化不良是由非感染性及饮食因素引起的胃肠疾患，主要表现为大便每日5~6次，呈蛋花样或水样，黄色或黄绿色，有白色小块，大便酸臭，不思乳食，腹满胀痛，可有低热、溢奶、便溏等现象发生。

推拿疗法

　　1. 一般的患儿可补脾经、揉板门各100次，掐四横纹3~5次，摩腹3~5分钟，捏脊6次。

　　2. 若患儿易发热、烦躁、易怒，可在之前推拿的基础上捣小天心、清天河水各100次。若患儿有大便干燥、便秘现象，可揉天枢穴200次，拿肚角3~5次。每日1次，7~10日为1小疗程，4周为1大疗程。

特效穴位

鱼际穴

　　属手太阴肺经经脉上的穴位，手掌心朝上，位于第一掌骨中点之桡侧，赤白肉的交际处。

　　父母弯曲大拇指，以指甲尖垂直轻轻掐按穴位，每次左右手各掐揉1~3分钟。

阳溪穴

　　属手阳明大肠经脉上的穴位，手掌侧放，翘起拇指，在手腕背侧，腕横纹两筋间凹陷中。

　　父母用手轻握住孩子手背，弯曲大拇指，用指甲垂直掐按穴位，每次左右手各掐按1~3分钟。

三阴交穴

　　属足太阴脾经经脉的穴位，在人体小腿内侧，足内踝上缘3指宽，踝尖正上方胫骨边缘凹陷中。

　　父母以大拇指指尖垂直按压穴位，每天早晚各1次，每次左右足各揉按1~3分钟。

推荐食材

菠萝	柠檬	胡萝卜	山楂	苹果
木瓜	西红柿	葡萄柚	酸奶	白菜

取穴技巧

鱼际穴

父母以一手手掌轻握患儿手背，弯曲大拇指，以指甲尖垂直下按第一掌骨侧中点的肉际处即是。

程度	拇指压法	时间 / 分钟
适度		1~3

阳溪穴

患儿将手掌侧放，拇指伸直向上翘起，在腕背桡侧，手腕横纹上侧有一凹陷处，父母用一手轻握患儿手背，弯曲大拇指，用指甲垂直下按此凹陷处即是该穴。

程度	拇指压法	时间 / 分钟
重		1~3

三阴交穴

患儿正坐，抬脚置另一腿上，父母以一手（除大拇指外）四指并拢伸直，并将小指置于患儿足内踝上缘处，则食指下、踝尖正上方胫骨边缘凹陷处即是该穴。

踝尖

程度	拇指压法	时间 / 分钟
适度		1~3

食疗保健

山楂粥：山楂 20 克、粳米 100 克、白糖 10 克。先将山楂入砂锅煎煮，取浓汁去渣，然后加入粳米、白糖、水适量煮粥。佐食或当点心食用，不宜空腹食，7 天为 1 疗程。

水煎胡萝卜：取适量胡萝卜洗净，切块，加红糖或加茶叶同煎，治婴儿单纯性消化不良。

刮痧疗法

第一步，用面刮法刮拭腹部中脘穴、天枢穴，用同样的方法刮拭脊背部脾俞穴、胃俞穴。

第二步，用平面按揉法或面刮法刮拭小腿正前方足三里穴。

第三步，用平面按揉法或面刮法刮拭小腿内侧三阴交穴。

中脘穴
腹正中线上，脐上4寸处

天枢穴
腹部，脐旁开2寸，腹直肌外缘

足三里穴
外侧膝眼下直下3寸，距胫骨前嵴1横指处

三阴交穴
内踝尖上3寸，胫骨后缘

脾俞穴
背部，第十一胸椎棘突下，旁开1.5寸处

胃俞穴
第十二胸椎棘突下，脊柱旁开1.5寸处

父母刮痧		
时间	运板	次数
10~15 分钟	面刮法 平面按揉法	30 次

小儿疝气

小儿疝气俗称"脱肠"，主要症状为腹股沟处有肿块，由腹腔内的器官脱出到疝气袋所形成。在患儿哭闹或剧烈运动、大便干结时会显现出来，脱出的器官以小肠居多，并伴有腹痛、恶心、呕吐、发烧等症状。疝气一般在孩子出生之后很快发生，发病急，若不及时处理很容易有生命危险。父母平时要注意观察孩子的生活情况，一旦发现异常要尽快治疗。

特效穴位

筑宾穴

属足少阴肾经经脉的穴位，在人体的小腿内侧，当太溪穴和阴谷穴的连线上，太溪穴上3.5寸处，腓肠肌肌腹的内下方。

父母用中指指腹由下往上推按该穴，每日早晚、左右各推按1~3分钟。

气冲穴

属足阳明胃经经脉的穴位，在人体的腹股沟上方一点，即大腿根里侧，当脐中下约3.5寸处，距前正中线1.5寸，穴位下边有一根跳动的动脉，即腹股沟动脉。

父母以食指指腹揉按，每日早晚各揉按1~3分钟。

大敦穴

属足厥阴肝经经脉的穴位，位于人体的足部，大趾（靠第二趾一侧）甲根边缘约2毫米处。

父母用大拇指指腹揉按穴位，有酸、胀、痛的感觉。每次左右各揉按3~5分钟，先左后右。

中封穴

属足厥阴肝经经脉的穴位，位于人体的足部背侧，当足内踝前，胫骨前肌腱内侧凹陷处。

父母以食指和中指指尖垂直由下往上揉按，有特殊胀、酸、疼痛的感觉。每次左右各按揉3~5分钟，先左后右。

食疗保健

忌食：生冷食物、蚕豆、花生

多食：流质食物、茄子、无花果、刀豆、丝瓜

将生姜23克、人参7克、吴茱萸4克分别择洗干净，放入适量清水中浸泡片刻后，夹水煎取药汁服用，每天1剂。

推荐食材

莲藕	土豆	胡萝卜	葡萄	青鱼

取穴技巧

筑宾穴

患儿仰卧，父母以一手轻握患儿腿，四指放脚背，大拇指指腹所压之处即是。

程度	中指折压法	时间 / 分钟
重		1~3

气冲穴

患儿正坐或仰卧，父母一手五指并拢，指尖朝左，将拇指放于患儿肚脐处，找出患儿肚脐正下方、小指边缘的位置，再以此为基点，右手中间3指并拢，指尖朝下，将食指置于此基点，则无名指所在的位置即是该穴。

肚脐

程度	食指压法	时间 / 分钟
适度		1~3

大敦穴

患儿正坐垂足，屈曲左膝，抬一足置于椅上，父母用一手轻握患儿左脚趾，四指在下，弯曲大拇指，以指甲尖垂直掐按的穴位即是。

程度	拇指压法	时间 / 分钟
重		3~5

中封穴

患儿正坐垂足，父母一手大拇指放于患儿胫骨前肌腱内侧凹陷处穴位即是。

程度	中指折压法	时间 / 分钟
轻		3~5

刮痧疗法

第一步，用垂直按揉法刮拭足背上的太冲穴和大敦穴。

第二步，用面刮法或平面按揉法刮拭小腿内侧三阴交穴。

三阴交穴
下肢，内踝尖上3寸

太冲穴
足部，第一、二趾骨间

大敦穴
足拇指外侧，趾背上

父母刮痧		
时间	运板	次数
10~15 分钟	面刮法或平面按揉法 垂直按揉法	20~30 次

小儿呕吐

小儿呕吐的发病率较高，婴幼儿和儿童均能发病，主要表现为婴幼儿吐乳、普通呕吐以及喷射性呕吐等。小儿呕吐的发病原因非常复杂，咽喉、肠道、心脏系统受到阻塞，感染或者服药不慎都可能引发呕吐现象。轻者在呕吐后一般可自愈，但呕吐严重者则可能引起身体脾胃虚损、气血不足等后果。

推拿疗法

1. 外感呕吐的患儿，可推攒竹穴、拿风池穴、推天柱骨、揉中脘穴、横纹推向板门各200次，运内八卦100次。

2. 胃寒呕吐的患儿，可补脾经、揉外劳宫、推三关、横纹推向板门、推天柱骨、揉中脘穴各200次。

3. 胃寒呕吐的患儿，可清脾经、清胃经、清大肠、推天柱骨、横纹推向板门各200次，运内八卦100次，退六腑、退下七节骨各200次。

4. 伤寒呕吐的患儿，可补脾经、揉板门、揉中脘穴、按揉足三里穴、横纹推向板门、推天柱骨各200次，分腹阴阳、运内八卦各100次。

特效穴位

期门穴

属足厥阴肝经经脉的穴位，在人体的胸部，乳头直下，与巨阙穴齐平。

父母用大拇指、食指直下掌根处，揉按穴位，有胀痛的感觉。每次左右各（或双侧同时）揉按3~5分钟。

公孙穴

属足太阴脾经经脉的穴位，位于人体足内侧缘，当第一跖骨基底部的前下方。

父母以大拇指指尖垂直揉按穴位，每天早晚揉按1次，每次揉按左右脚各1~3分钟。

内关穴

属手厥阴心包经经脉的穴位，在人体的前臂掌侧，从近手腕的横纹的中央，往上大约3指宽的中央部位。

父母用大拇指指尖或指甲尖垂直掐按穴位，有特别酸、胀、微痛的感觉。每天早晚、左右各掐按1~3分钟，先左后右。

推荐食材

猪肚	生姜	陈皮	萝卜	葱

取穴技巧

期门穴

患儿仰卧，父母举双手，掌心向下，指尖相对，放在患儿双乳下、肋骨上，大拇指、食指直下掌根处的鱼际所按穴位即是。

程度	拇指压法	时间 / 分钟
轻		3~5

公孙穴

患儿正坐，将脚跷起放在另一腿上。父母将一手的食指与中指并拢，中指位于患儿足内侧大趾的关节后，则食指所在位置即是。

程度	拇指压法	时间 / 分钟
适度		1~3

内关穴

父母将一手中间3个手指头并拢，无名指放在患儿手腕横纹上，这时食指和患儿手腕交叉点的中点，就是内关穴。

程度	拇指压法	时间 / 分钟
重		1~3

食疗保健

忌食：油腻、生冷、油炸食物

姜糖茶：生姜、醋、红糖各适量。将生姜洗净切片，用醋浸腌24小时，同时取3片姜，加红糖适量以沸水冲泡片刻，代茶饮。

刮痧疗法

第一步，用角刮法刮拭前颈下窝的天突穴。

第二步，用面刮法刮拭腹部的中脘穴，用同样方法从上到下刮拭前手臂阴面内关穴。

第三步，用平面按揉法刮拭小腿正前方的足三里穴，用同样方法刮拭足内侧的公孙穴。

天突穴
颈部，喉结下、胸骨柄上中陷处

中脘穴
腹正中线上，脐上4寸处

内关穴
前臂掌侧，腕横纹上2寸，掌长肌腱与桡侧腕屈肌腱之间

足三里穴
外侧膝眼下直下3寸，距胫骨前嵴1横指处

公孙穴
足部第1跖骨基底内侧前下方

父母刮痧		
时间	运板	次数
10~15分钟	角刮法 面刮法 平面按揉法	20~30次

脱肛

脱肛是指肛管、直肠外翻而脱垂于肛门外，又称"肛门直肠脱垂"，一般发生在1~3岁的儿童身上。若是病情不严重，可采用大便脱出后用手轻轻送回肛门的保守方法，若是发病为腹泻、便秘、百日咳、营养不良者，需积极治疗原发病，原发病治愈后，脱肛症状自然治愈。

推拿疗法

1. 一般患儿，先按揉百会穴2分钟，揉丹田约5分钟，上推七节骨300次，揉龟尾300次，捏脊3~5次。

2. 气虚的患儿，可补脾经500次，补大肠300次，推上三关300次，补肾经500次。实热的患儿，可加清大肠300次，清小肠300次，揉曲池穴300次，退六腑200次。

特效穴位

长强穴

属督脉的第一穴位，在人体的尾骨端下，当尾骨端与肛门连线的中点处。

父母以中指和食指用力揉按穴位，有酸胀的感觉向里面以及四周扩散。每次用左右手各揉按1~3分钟，先左后右。

神阙穴

属任脉的穴位，在腹中部，脐中央。

父母用左手手掌掌心对准肚脐，覆盖在肚脐上，右手手掌覆盖于左手掌背，双手掌同时出力，揉按穴位，有酸痛感。每次左右手在下互换，各揉按1~3分钟。

滑肉门穴

属足阳明胃经经脉的穴位，位于人体的上腹部，在肚脐上方1寸处，距前正中线1.5寸。

父母以食指、中指、无名指三指，指腹垂直下按，再向外拉，用力揉按，早晚各1次，每次揉按1~3分钟。

推荐食材

| 茄子 | 山药 | 芡实 | 黑木耳 | 鸡肉 |

取穴技巧

长强穴

患儿俯卧，上身前俯，父母伸一手至患儿臀后尾骨端与肛门连线的中点处，中指所在位置的穴位即是。

程度	二指压法	时间 / 分钟
轻		1~3

神阙穴

在肚脐正中取穴即可。

程度	全手压法	时间 / 分钟
轻		1~3

滑肉门穴

患儿仰卧，父母大拇指与小指弯曲，中间3指伸直并拢，手指朝下，以食指第一关节贴于患儿肚脐之上，则无名指第二关节所在位置即是该穴。

肚脐

程度	三指压法	时间 / 分钟
重		1~3

食疗保健

忌食：辛辣、生冷、油腻食物

米粥：大米、小米各 60 克，加水煮至半熟，并加入 500 毫升豆浆，搅拌煮熟可食用。

注意：对患有脱肛的孩子，父母应该注意护理，小孩每次大便后，应用温开水洗净肛门处，并轻轻地将脱出之直肠揉托上去。平时注意患儿的营养和饮食卫生，防止腹泻和便秘使患儿再次发生脱肛。

刮痧疗法

第一步，用单角刮法刮拭头顶部百会穴。

第二步，用面刮法刮拭腰、骶部的命门穴、次髎穴、秩边穴、长强穴。

第三步，用面刮法刮拭小腿后侧承山穴，用平面按揉法刮拭第一、二掌骨间的合谷穴。

百会穴
头顶中央，耳尖直上方处，前对鼻尖

次髎穴
第二骶后孔中

长强穴
腰部骶骨尖端下际

命门穴
腰部骶后之下际

秩边穴
臀部，平第四骶后孔，骶正中嵴旁开3寸处

合谷穴
第一、二掌骨凹陷中

承山穴
小腿腓肠肌两肌腹之间凹陷的顶端

父母刮痧		
时间	运板	次数
10~15 分钟	面刮法 单角刮法 平面按揉法	20~30 次

小儿吐乳

新生儿偶然吐乳，且吐量不多，为正常现象，家长不必担心，但如果小儿呕吐不止，且喂乳即吐，则为病态，主要是由于患儿在胎内寒热偏盛，或产时外伤所致。

特效穴位

中庭穴

属任脉的穴位，在胸部前正中线上平第五肋间，即胸剑结合部。

父母双手中指同时用力按揉穴位，有刺痛的感觉。每次按揉各1~3分钟，先左上右下，后右上左下。

玉堂穴

属任脉的穴位，在胸部正中线上平第三肋间。

父母双手中指同时用力按揉穴位，有刺痛的感觉。每次各按揉1~3分钟，先左上右下，后右上左下。

廉泉穴

属任脉的穴位，在人体的颈部，当前正中线上，喉结上方，舌骨上缘凹陷处。

父母弯曲大拇指，由上往下，用指尖扣按下巴下穴位，有酸、麻、胀的感觉。每次用左右大拇指各揉按1~3分钟，先左后右。

食疗保健

1. 老姜一节，丁香1粒。老姜挖1孔，放入丁香，用小火水煮煎服。
2. 老姜36克，陈米适量。将老姜煨熟去皮研烂，同陈米共煮粥，缓缓喂服。

推荐食材

生姜	红枣	红糖	黄连	吴茱萸
丁香	枇杷叶	人参	陈皮	木瓜

取穴技巧

中庭穴

患儿仰卧，父母伸双手向患儿胸，掌心向里，中指指尖置于胸部前正中线上平第五肋间即是。

程度	中指压法	时间 / 分钟
重		1~3

玉堂穴

患儿仰卧，父母伸双手向患儿胸，掌心向里，中指指尖置于胸部前正中线上平第三肋间即是。

程度	中指压法	时间 / 分钟
重		1~3

廉泉穴

患儿正坐，父母伸一手，掌心向里，指尖向上，弯曲大拇指用指尖扣按患儿下巴下穴位即是。

程度	拇指压法	时间 / 分钟
轻		1~3

刮痧疗法

第一步，用面刮法刮拭脊背部的身柱穴。

第二步，用面刮法刮拭腹部的上脘穴。

第三步，用面刮法刮拭手臂阴面的内关穴。

第四步，用平面按揉法刮拭小腿正前方的足三里穴。

上脘穴
腹部，前正中线上，脐上5寸处

内关穴
前臂掌侧，腕横纹上
2寸，掌长肌腱与桡
侧腕屈肌腱之间

足三里穴
外侧膝眼下直下3寸，
距胫骨前嵴1横指处

身柱穴
胸部，第三胸椎棘
突下凹陷处

父母刮痧		
时间	运板	次数
10~15分钟	面刮法 平面按揉法	20~30次

小儿厌食症

小儿厌食主要是因为饮食不当、家长喂养不当等原因，让孩子养成了偏食的坏习惯，损伤了脾胃，或者是由于食物过于油腻，小儿消化不了，使得小儿体内积滞内停、郁久化热导致湿热内蕴或大病之后脾胃气虚、脾虚失运、胃不思纳。其症状主要表现为食欲不振而不欲纳食，以1~6岁儿童为多见。

推拿疗法

1. 脾失健运的患儿，可补脾经、补胃经、按揉足三里穴、揉中脘穴各200次，运内八卦100次，摩腹、揉板门、推四横纹各200次，达到健脾和胃的目的。

2. 脾胃气虚的患儿，可补脾经、揉脾俞、揉胃俞、按揉足三里、摩腹、揉中脘各200次，运内八卦100次，捏脊5次，推三关、揉外劳宫、揉脐各200次，以健脾益气。

3. 胃阴不足的患儿，可通过补胃经、补脾经、揉胃俞、揉二马、揉板门各200次，运内八卦100次，揉胃俞、揉脾俞、运内劳宫、清天河水各200次。

特效穴位

俞府穴

属足少阴肾经经脉的穴位，在人体的上胸部位，人体正面正中线左右3指宽处，锁骨正下方。

父母举双手，用大拇指指尖垂直揉按胸前两侧、锁骨下穴位。每天早晚左右各（或双侧同时）揉按3~5分钟。

神封穴

属足少阴肾经经脉的穴位，在人体的胸部，当第四肋间隙，前正中线旁开1.5寸处。

父母双手的4指（除大拇指外）并拢，轻按胸部边缘的神封穴，一按一放，持续1~3分钟。

步廊穴

属足少阴肾经经脉的穴位，在胸部当第五肋间、前正中线旁开1.5寸处。

父母双手的4指（除大拇指外）并拢，轻按胸部的步廊穴，一按一放，持续1~3分钟。

推荐食材

猪肚	山楂	鲫鱼	菠萝	槟榔

取穴技巧

俞府穴

患儿正坐或仰卧，父母举双手，用大拇指指尖垂直揉按患儿胸前两侧、锁骨下穴位即是。

锁骨

程度	拇指压法	时间 / 分钟
重		3~5

神封穴

父母将双手4指（大拇指除外）并拢，掌心朝内，放置于患儿胸部边缘位置，则中指所在的位置即是。

程度	四指压法	时间 / 分钟
轻		1~3

步廊穴

父母将双手4指（大拇指除外）并拢，掌心朝内，放置于患儿胸部第五肋间，前正中线旁开1.5寸处即是。

程度	四指压法	时间 / 分钟
轻		1~3

食疗保健

红枣枸杞陈皮汁：红枣和枸杞子各适量，一起放入锅内，加水用大火煮一会儿后，用小火继续煮到汤味较浓为止。待熬煮红枣和枸杞子的水变凉后，把陈皮切成丝，再切成 0.5 厘米长的段，放进汤里一起喝。

刮痧疗法

第一步，用垂直按揉法刮拭双手的四缝穴。

第二步，用平面按揉法刮拭小腿阳面的足三里穴和足背上的公孙穴。

足三里穴
外侧膝眼下直下3寸，
距胫骨前嵴1横指处

公孙穴
足部第1跖骨基底内侧前下方

四缝穴
两手2~5指的掌面，指间关节横纹之中点处，每侧4穴

父母刮痧		
时间	运板	次数
10~20 分钟	平面按揉法 垂直按揉法	20~30 次

161

癫痫

癫痫俗称"羊癫风"，是一种脑功能障碍综合征，患病原因复杂，一般认为先天遗传、胎中受惊、后天产伤、脑伤以及风痰扰神、烦恼等都有可能导致癫痫，以痰火壅盛、阻塞窍道为多。癫痫主要表现为反复发作的肌肉抽搐和意识障碍，且伴有感觉、情感、行为或自主神经功能异常。癫痫不仅严重影响患儿的身体健康，同时还会对孩子的精神以及智力造成严重威胁。

特效穴位

小海穴

属手太阳小肠经经脉的穴位，在人体的肘内侧，当尺骨鹰嘴与肱骨内上髁之间的凹陷处。

父母以大拇指指腹垂直触压揉按穴位，每次左右各揉按 1~3 分钟。

五处穴

属足太阳膀胱经经脉的穴位，位于人体的头部，当前发际正中直上 1 寸，旁开 1.5 寸处。

父母以食指指腹按压穴位，每次左右各 1~3 分钟。

眉冲穴

属足太阳膀胱经经脉的穴位，在人体的头部，攒竹穴直上入发际 0.5 寸处，神庭穴与曲差穴连线之间。

父母以中指指腹揉按穴位，每次左右各 1~3 分钟。

食疗保健

忌食：油腻、辛辣食物

多食：荞麦、沙丁鱼、无花果、凤梨

天麻陈皮粥：天麻、陈皮各 10 克，大米 100 克，白糖适量。将天麻切片，与陈皮、大米同煮粥，待粥熟加入白糖调匀，每日 1 剂，分 2 次服完。

竹沥粥：淡竹沥 30 毫升，干地龙 2 克，大米 100 克。将干地龙研细末，大米煮粥。粥熟后加入淡竹沥、地龙末，分 2 次服完。

注意：对于患儿的发热性疾病，特别是高热抽搐的患儿，父母应该格外注意，要及早治疗，以减少致痫的机会，平时也要避免孩子受到惊恐和受到精神刺激，预防此病发生。

推荐食材

红薯	土豆	鱼肉	牛奶	鸡蛋

取穴技巧

小海穴

患儿伸臂屈肘向头，上臂与前臂约呈90度。父母手轻握患儿肘尖，大拇指指腹所在的两骨间即是该穴。

肘尖

程度	拇指压法	时间 / 分钟
适度		1~3

五处穴

患儿仰卧，父母一手中间3指并拢，其他2指弯曲，掌心向患儿颜面，无名指第一关节全入患儿发际，放于发际上正中处，则食指指尖所在的位置即是穴位。依此法找出另一穴。

程度	食指压法	时间 / 分钟
适度		1~3

眉冲穴

患儿仰卧，父母双手中指伸直，其他手指弯曲，将中指指腹放于患儿眉毛内侧边缘处，沿直线向上推，指腹入发际，则指尖所在的位置即是该穴。

程度	中指折叠法	时间 / 分钟
适度		1~3

刮痧疗法

第一步，用角刮法刮拭头顶的百会穴。

第二步，用面刮法从上向下分段刮拭后颈部风府穴至脊背部陶道穴、身柱穴、心俞穴、肝俞穴；用同样的方法刮拭胸腹部的鸠尾穴。

第三步，用垂直按揉法刮拭尾指外侧的后溪穴。

第四步，用面刮法刮拭小腿前方的丰隆穴，用垂直按揉法刮拭足背的太冲穴。

百会穴
头顶中央，耳尖直上方处，前对鼻尖

风府穴
头部后发际正中上1寸处

心俞穴
背部，第五胸椎棘突下，旁开1.5寸处

陶道穴
背部第一、二胸椎棘突间

身柱穴
胸部，第三胸椎棘突下凹陷处

肝俞穴
背部，第九胸椎棘突下，旁开1.5寸处

后溪穴
小指外侧，本节后陷中，握拳可得

丰隆穴
小腿前外侧，当外踝尖上8寸，条口外，距胫骨前缘2横指处

太冲穴
足部，第一、二趾骨间

鸠尾穴
上腹部脐上7寸处

父母刮痧		
时间	运板	次数
10~15 分钟	垂直按揉法 面刮法 角刮法	20~30 次

神经衰弱

神经衰弱并不只是属于大人的病症，儿童由于对外界事物的认识较浅，且在面对压力时无法自我治疗，经常会导致神经衰弱，主要症状表现为容易疲劳或兴奋，睡眠有障碍，且在情绪上的波动很大。

特效穴位

少海穴

属手少阴心经经脉的穴位，该穴位位于人体肘横纹内的侧端与肱骨内上髁连线的中点的凹陷处。

父母以大拇指指腹按压穴位，每天早晚各按 1 次，每次左右各按 1~3 分钟。

神门穴

属手少阴心经经脉的穴位。穴位在手腕关节的手掌一侧，尺侧腕屈肌腱的桡侧凹陷处。

父母弯曲大拇指，以指甲尖垂直掐按穴位，每日早晚、左右手各掐按 3~5 分钟，先左后右。

百会穴

属督脉的穴位，位于人体头部，在头顶正中线与两耳尖端连线的交点处。

父母先左手中指按压在穴位上，右手中指按在左手中指指甲上，双手中指交叠，同时向下用力揉按穴位，有酸胀、刺痛的感觉。每次各揉按 1~3 分钟。

食疗保健

忌食：辛辣、油腻食物，萝卜籽、肉桂

多食：动物肝脏、海鲜、花生、猪脑、核桃、腰果

推荐食材

小麦	糯米	红枣	牛奶	银耳
黄豆	桂圆	卷心菜	猪肝	玉米

取穴技巧

少海穴

患儿正坐，抬手，手肘略屈，手掌向上，父母用另一手轻握患儿肘尖，四指在外，以大拇指指腹所在的内肘尖内下侧、横纹内侧端凹陷处即是。

程度	拇指压法	时间/分钟
适度		1~3

神门穴

患儿正坐，伸手、仰掌，屈肘向上约45度，在无名指与小指掌侧向外方，父母用另一手四指握住患儿手腕，弯曲大拇指，指甲尖所到的豆骨下、尺骨端凹陷处即是。

程度	拇指压法	时间/分钟
适度		3~5

百会穴

患儿背坐，父母举双手，虎口张开，大拇指指根碰触患儿耳尖，掌心向头，四指朝上。双手中指在头顶正中相碰触所在穴位即是。

程度	中指折叠法	时间/分钟
轻		1~3

刮痧疗法

第一步，用单角刮法刮拭头顶及后脑的百会穴、风池穴，用刮痧板双角部从上到下刮拭天柱穴。

第二步，用平面按揉法刮拭小腿正前方的足三里穴，用同样的方法刮拭小腿内侧的三阴交穴。

百会穴
头顶中央，耳尖直上方处，前对鼻尖

风池穴
项部，风府穴两旁凹陷处

天柱穴
项部，哑门穴向外旁开1寸处

足三里穴
外侧膝眼下直下3寸，距胫骨前嵴1横指处

三阴交穴
下肢，内踝尖上3寸处

父母刮痧		
时间	运板	次数
10~15分钟	平面按揉法 单角刮法	20~30次

多 梦

儿童在睡觉时经常有说梦话、踢腿等动作，说梦话主要是由睡眠时大脑主管语言的神经细胞的活动而引起，而踢腿动作则是由大脑神经主管动作部分的神经细胞的活动而引起，一般而言都是正常的，家长不必担心。但是，如果宝宝在做梦时有惊叫、梦游的现象，就应当格外留意了。这可能是因为儿童的大脑神经发育不完全和过度疲劳、受惊吓、饮食不当等原因造成的。

特效穴位

厉兑穴

属足阳明胃经经脉的穴位，厉兑穴在食指外侧，位于指甲生长处的边角向中指靠近 2 毫米的地方；第二厉兑穴在第二足趾甲根、边缘中央下方的 2 毫米处；第三厉兑穴在脚（右脚）的第三根趾头的第一关节和第二关节之间。

父母以大拇指指甲垂直掐按穴位，每日早晚各掐按 1~3 分钟，先左后右。

内关穴

属手厥阴心包经经脉的穴位，在人体的前臂掌侧，从近手腕的横纹的中央，往上大约 3 指宽的中央部位。

父母用大拇指指尖或指甲尖垂直掐按穴位，有特别酸、胀、微痛的感觉。每天早晚、左右各掐按 1~3 分钟，先左后右。

神门穴

属于手少阴心经经脉的穴位，在手腕关节的手掌一侧，尺侧腕屈肌腱的桡侧凹陷处。

父母弯曲大拇指，以指甲尖垂直掐按穴位，每日早晚、左右手各掐按 3~5 分钟，先左后右。

食疗保健

多食：莲子芯、核桃、蜂蜜、枣仁

当归炖猪心：取猪心 1 只剖洗干净，与当归 10 克加入适量清水，调入酱油、生姜、小茴香、盐煨炖至熟透后，拣去当归，放少许味精调味即可。

注意：晚饭可以为孩子准备红枣面粉粥，可以起到稳定情绪的作用。睡前不要让孩子吃太多零食，被子不宜过重过暖，枕头不宜过高过硬。

推荐食材

猪心	莴笋	当归	糯米	鸡蛋

取穴技巧

厉兑穴

患儿正坐屈膝，把脚抬起放在另一腿上。父母用一手的4指置患儿脚底托着，大拇指在脚背。弯曲大拇指下压，其指甲所在第二趾外侧指甲角处即是。

程度	拇指压法	时间／分钟
适度		1~3

内关穴

患儿正坐，伸手、仰掌，父母将一手中间3个手指头并拢，无名指放在患儿手腕横纹上，这时食指和患儿手腕交叉点的中点，就是内关穴。

程度	拇指压法	时间／分钟
重		1~3

神门穴

患儿正坐，伸手、仰掌，屈肘向上约45度，在无名指与小指掌侧向外方，父母用另一手4指握住患儿手腕，弯曲大拇指，指甲尖所到的豆骨下、尺骨端凹陷处即是。

程度	拇指压法	时间／分钟
适度		3~5

刮痧疗法

第一步，用面刮法刮拭背脊处的心俞穴。

第二步，用面刮法刮拭前臂阴面的神门穴。

第三步，用平面按揉法或面刮法刮拭小腿正前方的足三里穴，用同样方法刮拭小腿阴面的三阴交穴。

第四步，用垂直按揉法刮拭足背上的太冲穴，用平面按揉法刮拭隐白穴。

心俞穴
背部，第五胸椎棘突下，旁开1.5寸处

神门穴
手腕掌面关节、小指侧、腕横纹中

三阴交穴
下肢，内踝尖上3寸处

足三里穴
外侧膝眼下直下3寸，距胫骨前嵴1横指处

太冲穴
足部，第一、二趾骨间

隐白穴
足拇指内侧，距指甲1厘米许

父母刮痧		
时间	运板	次数
10~15 分钟	平面按揉法 面刮法	20~30 次

失眠

失眠与多梦有着密切的联系，睡眠不沉的患儿即使在睡着之后也容易多梦。失眠多与白天遇到的情景有关，让孩子精神紧张，不容易进入睡眠状态。

特效穴位

大陵穴

属手厥阴心包经经脉的穴位，在人体的腕掌横纹的中点处，当掌长肌腱与桡侧腕屈肌腱之间。

父母用大拇指指尖（或指甲尖）垂直掐按穴位，有刺痛的感觉。每天早晚、左右各掐按1次，每次1~3分钟，先左后右。

强间穴

属督脉的穴位，在头部，当后发际正中直上4寸，即脑户穴上1.5寸处。

父母用中指和食指指腹揉按穴位，有酸痛、胀麻的感觉。每次揉按1~3分钟。

百会穴

属督脉的穴位，位于人体头部，在头顶正中线与两耳尖端连线的交点处。

父母先左手中指按压在穴位上，右手中指按在左手中指指甲上，双手中指交叠，同时向下用力揉按穴位，有酸胀、刺痛的感觉。每次各揉按1~3分钟。

食疗保健

多食：牛奶、小米、百合、猪心、酸枣仁、小麦、糯米

莴苣汁：莴苣汁性味同莴苣，苦、甘、凉，《本草拾遗》称其"利五脏，通经脉，开胸膈"。莴苣茎、叶、皮的乳白色浆液，具有镇静、安神的功效，可帮助儿童睡眠，临睡前服食效果明显。

百合桂圆粥：将百合、桂圆肉各15克洗净，加入100克小米及700毫升清水，共同煮粥，待粥熟加入适量红糖。每天2次，空腹服用。

推荐食材

酸枣仁	红枣	百合	桂圆	莲子

取穴技巧

大陵穴

患儿正坐，手平伸，掌心向上，轻握拳，父母用手握患儿手腕处，4 指在外，弯曲大拇指，以指尖（或指甲尖）垂直掐按的穴位即是。

程度	拇指压法	时间 / 分钟
重		1~3

强间穴

患儿背坐或俯卧，父母伸双手置于其后脑处，掌心向头，扶住后脑勺，4 指指尖并拢向头顶，中指指尖所在位置的穴位即是。

程度	二指压法	时间 / 分钟
轻		1~3

百会穴

患儿背坐，父母举双手，虎口张开，大拇指指根碰触患儿耳尖，掌心向头，4 指朝上。双手中指在头顶正中相碰触所在穴位即是。

程度	二指压法	时间 / 分钟
轻		1~3

刮痧疗法

第一步，用角刮法进行全头刮拭，并重点刮拭百会穴。

第二步，用面刮法刮拭肩上风池穴至肩井穴一带。

第三步，用平面按揉法刮拭小腿正前方的足三里穴。

第四步，用垂直按揉法刮拭第一、二跖骨之间的行间穴。

百会穴
头顶中央，耳尖直上方处，前对鼻尖

风池穴
项部，风府穴两旁凹陷处

肩井穴
颈外1横指肌肉高处，按之有凹陷为穴

行间穴
足第一、二趾蹼间，趾蹼缘之后5厘米处

足三里穴
外侧膝眼下直下3寸，距胫骨前嵴1横指处

父母刮痧		
时间	运板	次数
10~15 分钟	平面按揉法 垂直按揉法 面刮法 角刮法	20~30 次

嗜睡

儿童的睡眠时间相对较长，但是对一旦疲劳就容易进入睡眠状态的孩子来说，这就是一种病理性的嗜睡。患有嗜睡的儿童容易感到疲劳、记忆力下降，且该病对儿童的日常生活造成很大影响。

特效穴位

囟会穴

属督脉的穴位，头部当前发际正中直上1.5寸处。

父母以大拇指指尖垂直按压穴位，每天早晚各1次，每次各揉按1~3分钟。

百会穴

属督脉的穴位，位于人体头部，在头顶正中线与两耳尖端连线的交点处。

父母先左手中指按压在穴位上，右手中指按在左手中指指甲上，双手中指交叠，同时向下用力揉按穴位，有酸胀、刺痛的感觉。每次各揉按1~3分钟。

三阴交穴

属足太阴脾经经脉的穴位，在人体小腿内侧，足内踝上缘3指宽，踝尖正上方胫骨边缘凹陷中。

父母以大拇指指尖垂直按压穴位，每天早晚各1次，每次左右足各揉按1~3分钟。

食疗保健

忌食：油腻、黏滞、辛辣食物

多食：鱼类、鸡蛋、牛奶、猪肝、新鲜蔬菜、紫菜、海带

注意：不要让孩子吃得过饱，注重孩子的早餐，讲求营养均衡。

推荐食材

| 香蕉 | 菠菜 | 草莓 | 黄豆 | 黑豆 |
| 红豆 | 金枪鱼 | 豆腐 | 山药 | 枸杞子 |

取穴技巧

囟会穴

患儿背坐，父母举双手，大拇指指尖放于患儿头部当前发际正中直上1.5寸处的穴位即是。

程度	拇指压法	时间/分钟
轻		1~3

百会穴

患儿背坐，父母举双手，虎口张开，大拇指指根碰触患儿耳尖，掌心向头，4指朝上。双手中指在头顶正中相碰触所在穴位即是。

程度	中指折压法	时间/分钟
轻		1~3

三阴交穴

患儿正坐，抬脚置另一腿上，父母一手4指（除大拇指外）并拢伸直，并将小指置于患儿足内踝上缘处，则食指下、踝尖正上方胫骨边缘凹陷处即是该穴。

踝尖

程度	拇指压法	时间/分钟
适度		1~3

刮痧疗法

第一步，用角刮法刮拭头顶及后脑的百会穴和风池穴。

第二步，用面刮法刮拭前臂阴面的神门穴。

第三步，用平面按揉法刮拭小腿正前方的足三里穴。

第四步，用垂直按揉法刮拭太冲穴。

百会穴
头顶中央，耳尖直上方
处，前对鼻尖

风池穴
项部，风府穴两旁
凹陷处

足三里穴
外侧膝眼下直下3寸，
距胫骨前嵴1横指处

太冲穴
足部，第一、二趾骨间

神门穴
手腕掌面关节、小指侧、腕横纹中

父母刮痧		
时间	运板	次数
10~15分钟	角刮法 平面按揉法 面刮法 垂直按揉法	20~30次

儿童失语症

儿童失语症是指由于神经中枢病损导致抽象符号思维障碍，而丧失口语、文字的表达和领悟能力的病症，但是，失语症不包括由于意识障碍和普通的智力减退造成的语言症状，也不包括听觉、视觉、书写、发音等感觉和运动器官损害引起的语言、阅读和书写障碍。因先天或幼年疾病引致学习困难，造成的语言机能缺陷也不属失语症范畴。

推拿疗法

1. 患有失语症的患儿，可以按揉人中穴、哑门穴、风府穴、百会穴、足三里穴各 100 次。

2. 痰多的患儿，随症加减按揉膻中穴、中脘穴、气海穴各 100 次。

特效穴位

哑门穴

属督脉的穴位，位于项部，当后发际正中直上 0.5 寸，第一颈椎下。

父母大拇指指尖向下，用指腹（或指尖）揉按穴位，有酸痛、胀麻的感觉。每次左右各揉按 3~5 分钟，先左后右。

廉泉穴

属督脉的穴位，在人体的颈部，当前颈正中线上，喉结上方，舌骨上缘凹陷处。

父母弯曲大拇指，由上往下，用指尖扣按下巴下穴位，有酸、麻、胀的感觉。每次用左右大拇指各揉按 1~3 分钟，先左后右。

百会穴

属督脉的穴位，位于人体头部，在头顶正中线与两耳尖端连线的交点处。

父母先左手中指按压在穴位上，右手中指按在左手中指指甲上，双手中指交叠，同时向下用力揉按穴位，有酸胀、刺痛的感觉。每次各揉按 1~3 分钟。

推荐食材

金枪鱼	豆腐	西蓝花	胡萝卜	草莓
黄豆	西红柿	樱桃	苹果	南瓜

取穴技巧

哑门穴

患儿背坐，父母伸右手过颈，置于患儿后脑处，掌心向头，扶住后脑勺，4指指尖向头顶，拇指指腹所在的穴位即是。

程度	拇指压法	时间 / 分钟
轻		3~5

廉泉穴

患儿正坐，父母伸一手，掌心向里，指尖向上，弯曲大拇指用指尖扣按下巴下穴位即是。

程度	拇指压法	时间 / 分钟
轻		1~3

百会穴

患儿背坐，父母举双手，虎口张开，大拇指指根碰触患儿耳尖，掌心向头，4指朝上。双手中指在头顶正中相碰触所在穴位即是。

程度	中指折压法	时间 / 分钟
轻		1~3

刮痧疗法

第一步，用单角刮法刮拭项部的哑门穴。

第二步，用面刮法从上而下刮拭前颈部的廉泉穴、天突穴。

第三步，用面刮法刮拭前臂阴面的内关穴、通里穴。

第四步，用平面按揉法刮拭第一、二掌骨间的合谷穴。

哑门穴
项部，后发际正中上0.5寸处

廉泉穴
颈部，喉结上方，舌骨的下缘凹陷处取穴

天突穴
颈部，喉结下、胸骨柄上陷中

内关穴
前臂掌侧，腕横纹上 2 寸，掌长肌腱与桡侧腕屈肌腱之间

通里穴
前臂掌侧、尺侧腕横纹上1寸处

合谷穴
第一、二掌骨凹陷中

父母刮痧		
时间	运板	次数
10~15 分钟	平面按揉法 面刮法 单角刮法	20~30 次

小儿癔症

小儿癔症多是由于心理疾患引起的，容易受环境的影响，同时身体的疾患也可能会引发患儿不正常的癔症心理，以女孩居多。

特效穴位

少海穴

属手厥阴心包经经脉的穴位，该穴位位于人体肘横纹内侧端与肱骨内上髁连线的中点的凹陷处。

父母以大拇指指腹按压穴位，每天早晚各按 1 次，每次左右各按 1~3 分钟。

身柱穴

属督脉的穴位，在背部，当后正中线上，第三胸椎棘突下凹陷中。

父母把食指叠加在中指指背上，一起用力揉按穴位，有刺痛的感觉。每次左右手各揉 3~5 分钟，先左后右。

风府穴

属督脉的穴位，位于人体的后颈部，当后发际正中直上 1 寸，枕外隆凸直下，两侧斜方肌之间凹陷处。

父母大拇指指尖相互叠加向下，用指腹（或指尖）揉按穴位，有酸痛、胀麻的感觉。每次揉按 1~3 分钟。

食疗保健

核桃、芝麻各 120 克，大茴香、小茴香各 12 克，研细末，加入冰糖、蜂蜜、麻油、鲜牛奶各 120 克，小火炖 2 小时左右，成膏冷后装瓶备用。每次服核桃大的一团，每日 3 次。一般连服 7 天，病情好转，再服两料可愈。

推荐食材

小麦	核桃	黑芝麻	红枣	桂圆
莲子	牛奶	苦瓜	海带	虾

取穴技巧

少海穴

患儿正坐、抬手，手肘略屈，手掌向上，父母用另一手轻握患儿肘尖，4指在外，以大拇指指腹所在的内肘尖内下侧、横纹内侧端凹陷处即是。

程度	拇指压法	时间 / 分钟
适度		1~3

身柱穴

患儿背坐或俯卧，双手下垂，父母放手在患儿背后正中线，第三胸椎棘突下凹陷中穴位，中指所在位置即是穴位。

程度	中指折叠法	时间 / 分钟
重		3~5

风府穴

患儿背坐或俯卧，父母伸左手置于患儿后脑处，掌心向头，扶住后脑勺，4指指尖向头顶，大拇指指尖所在位置的穴位即是。

程度	拇指压法	时间 / 分钟
重		1~3

刮痧疗法

抑制型的刮痧顺序：

第一步，用点按法刮拭鼻柱下的人中穴。

第二步，用面刮法刮拭两乳头正中间的膻中穴。

第三步，用面刮法刮拭手腕上两筋间的内关穴。

兴奋型的刮痧顺序：

第一步，用面刮法刮拭两乳头正中间的膻中穴。

第二步，用面刮法刮拭内关穴、神门穴。

第三步，用平面按揉法刮拭小腿正前方的足三里穴。

第四步，用垂直按揉法刮拭太冲穴。

人中穴
面部，当人中沟的上1/3与中1/3交点处

内关穴
前臂掌侧，腕横纹上2寸，掌长肌腱与桡侧腕屈肌腱之间

膻中穴
胸部，当前正中线上，平第四肋间，两乳头连线的中点处

神门穴
手腕掌面关节，小指侧、腕横纹中处

足三里穴
外侧膝眼下直下3寸，距胫骨前嵴1横指处

太冲穴
足部，第一、二趾骨间

父母刮痧		
时间	运板	次数
10~15分钟	平面按揉法 面刮法 点按法 垂直按揉法	20~30次

小儿遗尿症

小儿遗尿是儿童时期的常见病症，主要表现为睡眠时尿床，有部分患儿在清醒时也不能自控而排尿，且伴有嗜饮水现象。小儿遗尿一般在婴幼儿时期得病，有的为一时性行为，数月后消失，也有的是长期患病。当儿童逐渐进入学龄阶段，小儿遗尿病会让孩子患上很重的自卑心理，造成很大的精神负担，家长应引起重视。

推拿疗法

1. 可补脾经、运内八卦 100 次，捣小天心 100 次，推三关 100 次。

2. 揉脐 3~5 分钟，按揉关元穴 3~5 分钟，推上七节骨 100 次，捏脊 3~5 次。每日 1 次，10 日为 1 小疗程，1 个半月为 1 个大疗程。

特效穴位

三阴交穴

属足太阴脾经经脉的穴位，在人体小腿内侧，足内踝上缘 3 指宽，踝尖正上方胫骨边缘凹陷中。

父母以大拇指指尖垂直按压穴位，每天早晚各 1 次，每次左右足各揉按 1~3 分钟。

肾俞穴

属足太阳膀胱经经脉的穴位，在腰部第二腰椎棘突下，旁开 1.5 寸处。

父母把食指叠加在中指指背上一起用力按揉穴位，有刺痛的感觉。每次左右手各揉按 3~5 分钟，先左后右。

气海穴

属任脉的穴位，在下腹部，前正中线上，脐中下 1.5 寸处。

父母将双手的拇指叠加轻按于穴位处，有酸胀的感觉。每次揉按 1~3 分钟。

推荐食材

糯米	山药	韭菜	荔枝	猪肝

取穴技巧

三阴交穴

患儿正坐，抬脚置另一腿上，父母一手4指（除大拇指外）并拢伸直，并将小指置于患儿足内踝上缘处，则食指下、踝尖正上方胫骨边缘凹陷处即是该穴。

踝尖

程度	拇指压法	时间/分钟
适度		1~3

肾俞穴

患儿仰卧，父母将食指放于患儿腰部第五腰椎棘突下旁开1.5寸处穴位即是。

程度	中指折压法	时间/分钟
重		3~5

气海穴

患儿仰卧，父母先将左手4指（除大拇指外）并拢，掌心朝内，指尖朝下，4指放置于患儿小腹部，拇指置于神阙穴下约1.5寸穴位即是。

程度	拇指压法	时间/分钟
轻		1~3

食疗保健

葱白 7~8 根，硫黄 30 克，共捣出汁，睡前敷脐上，连敷 2~3 夜，可治小儿遗尿症。

注意：家长要注意帮助孩子养成定时排尿的好习惯，每天晚上定时叫醒一次孩子排尿。白天孩子不宜过度疲劳，晚饭后一般不应再喝过多的水。

刮痧疗法

第一步，用面刮法刮拭腰部的肾俞穴，用同样方法刮拭关元穴、中枢穴。

第二步，用面刮法刮拭肘部的尺泽穴，用平面按揉法刮拭小腿正前方的足三里穴和小腿内侧的三阴交穴。

尺泽穴 上肢，肘横纹中，大筋外侧陷处，仰掌屈肘为穴

关元穴 腹部脐下3寸处

中枢穴 背部，当后正中线上，第十胸椎棘突下凹陷中

肾俞穴 腰部，第二腰椎棘突下，旁开1.5寸处

足三里穴 外侧膝眼下直下3寸，距胫骨前嵴1横指处

三阴交穴 下肢，内踝尖上3寸处

父母刮痧		
时间	运板	次数
10~15分钟	面刮法 平面按揉法	20~30次

185

小儿尿频、尿失禁

小儿尿频主要表现为患儿排尿次数比较频繁，一有尿意，必须立即排尿，无法控制，每次排尿量少。这种现象在 2~5 岁的儿童当中相当普遍，且男孩多于女孩，小儿尿频的治疗多以清养胃阴为主，兼以去积滞、疏肝气为法，常服益胃汤可奏效。

特效穴位

三阴交穴

属足太阴脾经经脉的穴位，在人体小腿内侧，足内踝上缘 3 指宽，踝尖正上方胫骨边缘凹陷中。

父母以大拇指指尖垂直按压穴位，每天早晚各 1 次，每次左右足各揉按 1~3 分钟。

大敦穴

属足厥阴肝经经脉的穴位，位于人体的足部，大趾（靠第二趾一侧）甲根边缘约 2 毫米处。

父母用大拇指指腹揉按穴位，有酸、胀、痛的感觉。每次左右各揉按 3~5 分钟，先左后右。

照海穴

属足少阴肾经经脉的穴位，在足内侧内踝尖下方凹陷处。

父母用大拇指指腹揉按穴位，有酸、胀、痛的感觉。每次左右各揉按 3~5 分钟，先左后右。

食疗保健

1. 栗子 10 颗，切开两半，用开水煮一下，去壳取肉与芡实 30 克一同煮粥，加糖 1 匙。

2. 遇事紧张导致尿频的患儿，可以取 7 颗白果，加盐煮汤，预先饮服，少喝茶水，可以治疗尿频。

3. 蚕茧 10 只，水煮半熟时取汁，兑入糯米粥内，加糖 1 匙，缩尿止遗。

4. 羊肚 1 个，清洗干净，加适量清水煮熟，加盐调味后服用，每日 1 次，连服 5 ~ 7 日。

5. 猪腰 1 个，切开洗净，与 20 克益智仁及适量清水一起煮熟，饮汤食猪腰。

推荐食材

猪肚	猪腰	荔枝	白果	栗子

取穴技巧

三阴交穴

患儿正坐，抬脚置另一腿上，父母以一手4指（除大拇指外）并拢伸直，并将小指置于患儿足内踝上缘处，则食指下、踝尖正上方胫骨边缘凹陷处即是该穴。

踝尖

程度	拇指压法	时间／分钟
适度		1~3

大敦穴

患儿正坐垂足，屈曲左膝，抬一足置于椅上，父母用一手轻握患儿左脚趾，4指在下，弯曲大拇指，以指甲尖垂直掐按穴位即是。

程度	拇指压法	时间／分钟
重		3~5

照海穴

患儿正坐平放足底，父母放手在患儿足内侧，内踝尖下方凹陷处即是。

程度	拇指压法	时间／分钟
重		3~5

刮痧疗法

第一步，用面刮法刮拭关元穴、中枢穴、大赫穴。

第二步，用面刮法刮拭腰椎的肾俞穴。

第三步，用面刮法刮拭前臂阴面的尺泽穴。

第四步，用平面按揉法刮拭膝内侧的曲泉穴、三阴交穴。

大赫穴
气穴下1寸，中极穴旁开5厘米处

关元穴
腹部脐下3寸处

肾俞穴
第二腰椎棘突下，脊柱旁开1.5寸处

中枢穴
背部，当后正中线上，第十胸椎棘突下凹陷中

曲泉穴
膝内侧横纹端凹陷处

三阴交穴
下肢，内踝尖上3寸处

尺泽穴
上肢，肘横纹中，大筋外侧陷处，仰掌屈肘为穴

父母刮痧		
时间	运板	次数
10~15 分钟	面刮法 平面按揉法	20~30 次

小儿盗汗

小儿盗汗表现为睡时出汗、醒来汗湿等症状，主要见于 2~6 岁体虚较弱者，因患儿的不同，其出汗量也不同，主要原因为表虚不固、营卫不和或脾胃积热、肺虚痰热或阳气衰损。

推拿疗法

1. 一般患儿可按揉肾顶穴 500 次，按揉二马穴 100 次，补脾经 300 次。

2. 捏脊 3 次，重提肾俞、脾俞、胃俞、肺俞。上述过程每天 1 次，6 次为 1 疗程。

特效穴位

少商穴

属手太阳肺经经脉上的穴位，在大拇指的桡侧，距离指甲角约 1 分处。

父母大拇指弯曲，以指甲尖垂直掐按，每次轻轻掐按左右手各 1~3 分钟。

大椎穴

属督脉的穴位，位于人体背部正中线上，第七颈椎棘突下凹陷中。

父母大拇指指尖向下，用指腹（或指尖）揉按穴位，有酸痛、胀麻的感觉。每次左右各揉按 1~3 分钟，先左后右。

复溜穴

属足少阴肾经经脉的穴位，小腿内侧太溪直上 1.5 寸，跟腱前方处。

父母大拇指指尖向下，用指腹（或指尖）揉按穴位，有酸痛、胀麻的感觉。每次左右各揉按 1~3 分钟，先左后右。

推荐食材

薏米	扁豆	山药	莲子	牛奶
瘦肉	苹果	甘蔗	香蕉	红枣

取穴技巧

少商穴

患儿将大拇指伸出，父母用食指、中指轻握，大拇指弯曲，以指甲尖垂直掐按患儿拇指甲角边缘即是。

程度	拇指压法	时间 / 分钟
轻		1~3

大椎穴

患儿背坐或俯卧，父母把手放在患儿背后正中线，第七颈椎棘突下凹陷中即是穴位。

程度	拇指压法	时间 / 分钟
轻		1~3

复溜穴

患儿正坐垂足，屈曲左膝，抬一足置于椅上，父母用一手轻握患儿左脚趾，4 指在下，弯曲大拇指，以指甲尖垂直掐按穴位即是。

程度	拇指压法	时间 / 分钟
重		1~3

食疗保健

1. 猪排骨 1000 克，太子参 50 克，炖汤分数次食用，可治疗生理性及缺钙引起的盗汗。

2. 枸杞饮：枸杞根皮 15 克，小麦 6 克，麦门冬 6 克。将以上 3 味材料加水煎煮至麦熟，取汁，去渣，分次饮用。

刮痧疗法

第一步，用面刮法刮拭脊椎处的大椎穴。

第二步，用平面按揉法刮拭手大拇指、食指间的合谷穴和小指外侧的后溪穴。

第三步，用面刮法刮拭腕部的阴郄穴。

大椎穴
第七颈椎与第一胸椎棘突之间

后溪穴
小指外侧，本节后陷中，握拳可得

合谷穴
第一、二掌骨凹陷中

阴郄穴
腕后5厘米，即通里穴下5厘米处

父母刮痧		
时间	运板	次数
10~15 分钟	面刮法 平面按揉法	20~30 次

脚气

脚气病为维生素 B_1 缺乏症，主要累及神经系统和心血管系统，有水肿及浆液渗出，主要表现为多发性神经炎、食欲不振、大便秘结，严重时可出现心力衰竭，母亲怀孕时缺乏维生素 B_1，新生儿可能患先天性脚气病，表现为哭声无力、神情萎靡、吸吮力弱、水肿、嗜睡等症状。

特效穴位

犊鼻穴

属足阳明胃经经脉的穴位。屈膝，在膝部，髌骨和髌韧带外侧的凹陷中。

父母双手掌心向里，轻置膝盖上。以食指指腹用力伸入穴位，垂直揉按。每天早晚各1次，每次揉按 1~3 分钟。

太白穴

属足太阳脾经经脉的穴位，位于足内侧缘，当第一跖骨小头后下方凹陷处，即脚的内侧缘靠近足大趾处。

父母以大拇指指腹垂直按压穴位，每日早晚各按1次，每次左右各按压 1~3 分钟。

承山穴

属足太阳膀胱经经脉之穴位，在人体的小腿后面正中，委中穴与昆仑穴之间，当伸直小腿或足跟上提时，腓肠肌肌腹下出现的尖角凹陷处就是这个穴位。

父母4指轻握患儿小腿，用大拇指指腹揉按穴位，每次左右各揉按 1~3 分钟。

昆仑穴

属足太阳膀胱经经脉的穴位，在足外踝后5分处，跟骨上的凹陷处。

父母大拇指弯曲，用指节由上向下轻轻地刮按，每次时间为左右各（或双侧同时)1~3分钟。

食疗保健

忌食：哈密瓜、蚕蛹、咖啡

多食：黄豆、绿豆、小米、薏米、花生、猪肉、谷类的胚芽和外皮

推荐食材

玉米	猪肝	鸡肝	萝卜	葡萄

取穴技巧

犊鼻穴

父母双手掌心向里，轻置于患儿膝盖上，中指放于膝盖髌骨下外侧的凹陷处，则食指所在位置即是。

膝盖髌骨

程度	食指压法	时间 / 分钟
适度		1~3

太白穴

患儿仰卧，父母以一手的大拇指按患儿脚的内侧缘靠近足大趾的凹陷处即是。

程度	拇指压法	时间 / 分钟
适度		1~3

承山穴

患儿俯卧，父母轻握患儿小腿，大拇指在上，其余4指在下，大拇指指腹循着脚后跟正中（阿里基腱）直上，在小腿肚下，"人"字形的中点处即是该穴。

程度	拇指压法	时间 / 分钟
适度		1~3

昆仑穴

患儿仰卧，双腿趋向自己的身体。父母用一手4指在下，掌心朝上扶住患儿脚跟底部。大拇指弯曲，指腹置于外脚踝后的凹陷处，则大拇指所在位置即是。

脚踝

昆仑

程度	拇指压法	时间 / 分钟
轻		1~3

刮痧疗法

第一步，用面刮法从上到下分段刮拭小腿正前方的足三里穴和小腿外侧的悬钟穴。

第二步，用面刮法或平面按揉法刮拭小腿内侧的三阴交穴。

第三步，用面刮法刮拭足背屈处的解溪穴，用垂直按揉法刮拭足五趾间的八风穴。

足三里穴
外侧膝眼下直下3寸，距胫骨前嵴1横指处

悬钟穴
外踝尖上3寸、大筋之间、腓骨后缘处

三阴交穴
下肢，内踝尖上3寸处

解溪穴
足踝关节前面横纹的中央，第二足趾直上两筋内

八风穴
足五趾岐骨间，两组一共8个穴位

父母刮痧		
时间	运板	次数
10~15 分钟	面刮法 平面按揉法 垂直按揉法	20~30 次

新生儿黄疸

新生儿黄疸是指新生儿时期皮肤、黏膜及巩膜出现黄色的一种体征，发病原因较多，从中医角度来说主要分为湿热胎黄、寒湿胎黄、淤血胎黄、胎黄动风四种类型，以目黄、身黄、小便黄为主要表现。轻度患儿将在出生 2~3 天后发黄，10 天左右可自行消退，重症患儿将会反复发作，应该赶快加以治疗。

特效穴位

阴陵泉穴

属足太阴脾经经脉的穴位，位于人体的小腿内侧，膝下胫骨内侧凹陷处，与阳陵泉相对。

父母双手轻握膝下处，屈曲大拇指，以指尖由下向上用力揉按，每天早晚各 1 次，每次左右穴位各揉按 1~3 分钟。

肓俞穴

属足少阴肾经经脉的穴位，在人体腹中部，当脐中旁开 0.5 寸处。

患儿深吸气，让腹部下陷，父母用中指指尖稍出力揉按，有热痛的感觉。每天早晚、左右各（或双侧同时）揉 1~3 分钟。

少泽穴

属于手厥阴心包经经脉的穴位，在小指桡侧、指甲角旁约 1 分处。

父母弯曲大拇指，用指甲尖垂直掐按穴位，每日早晚、左右各掐按 3~5 分钟，先左后右。

食疗保健

干姜红糖茶：干姜 2 克，切成细薄片，加入滚开水冲泡，闷数分钟后加红糖 10 克，去渣代茶饮。每日 1 剂，10 天为 1 疗程。

玉米芯茶：玉米芯 20 克，茶叶 3 克，红糖 10 克。所有材料共煎水，代茶饮，每日 1 剂，10 天为 1 疗程。

推荐食材

| 西瓜 | 梨 | 猕猴桃 | 山楂 | 芦笋 |
| 玉米须 | 牡蛎 | 薏米 | 茵陈 | 蒲公英 |

取穴技巧

阴陵泉穴

患儿正坐，将一脚跷起，置放于另一腿上。父母以一手轻握患儿膝下处，大拇指指尖所在的膝下内侧凹陷处即是。

程度	拇指压法	时间 / 分钟
重		1~3

肓俞穴

患儿正坐或仰卧，父母举两手掌心向下，以中指指尖垂直下按脐旁穴位即是。

程度	中指折压法	时间 / 分钟
重		1~3

少泽穴

患儿手平伸，掌心向下，父母用一手轻握小指，弯曲大拇指，指尖到达的小指指甲下缘，靠无名指侧的边缘处即是该穴。

程度	拇指压法	时间 / 分钟
适度		1~3

刮痧疗法

第一步，用面刮法刮拭脊椎的至阳穴、胆俞穴，用同样的方法刮拭腹部的中脘穴。

第二步，用面刮法刮拭上臂的郄门穴和后溪穴，用平面按揉法刮拭劳宫穴。

第三步，用平面按揉法刮拭小腿正前方的足三里穴。

至阳穴
背部，当后正中线上，第七胸椎棘突下凹陷中

胆俞穴
背部，当第十胸椎棘突下，旁开1.5寸处

后溪穴
小指外侧，本节后陷中，握拳可得

足三里穴
外侧膝眼下直下3寸，距胫骨前嵴1横指处

中脘穴
腹正中线上，脐上4寸处

郄门穴
手腕横纹正中直上5寸、两筋之间

劳宫穴
第二、三指掌关节之后、掌骨间

父母刮痧		
时间	运板	次数
10~15分钟	面刮法 平面按揉法	20~30次

197

多汗

多汗是指全身或局部汗腺分泌过多，多是生理性体温调节，如外界气温过高、穿衣服过多、剧烈活动等，机体为了维持正常的体温而出汗，这是生理性多汗，同时，其他病症如小儿佝偻病、结核病、风湿热、神经系统疾病等都可引起患儿多汗，在儿童多汗的情况下，睡眠时全身或半身出汗多，即为病理性多汗。

推拿疗法

1. 一般患儿可推脾经、推肺经、推肾经各100次，按揉劳宫穴、神门穴、大陵穴、阳池穴各1分钟。

2. 从上而下捏脊3~5次。

上述操作每日2次，7日约为1个疗程。

特效穴位

肩髃穴

属手阳明大肠经经脉上的穴位，屈肘抬臂平肩，在肩端关节之间有两个凹陷，其中前方的小凹陷就是穴位所在的地方。

父母中指和食指并拢，以指腹垂直按压穴位，两肩按摩方法相同，每日早晚、左右各按揉1~3分钟。

大横穴

属足太阴脾经经脉的穴位，在人体的腹中部，距脐中3寸处。

父母以两手中指指尖垂直下压（此时患儿吸气、缩腹效果更佳）揉按，每天早晚各1次，每次揉按1~3分钟。

劳宫穴

属手厥阴心包经经脉的穴位，该穴位位于人体的手掌心，即握拳屈指时，中指的指尖所在的部位。

患儿正坐、手平伸，掌心向上。父母以手轻握，4指置手背，弯曲大拇指，用指甲尖垂直掐按。每天早晚、左右各掐按1次，每次1~3分钟，先左后右。

推荐食材

薏米	山药	扁豆	莲子	红枣

取穴技巧

肩髃穴

患儿正坐，双手下垂，父母以双手中指按压患儿肩尖下，肩前呈现凹陷处即是。

程度	二指压法	时间 / 分钟
适度		1~3

大横穴

患儿正坐或仰卧，父母右手5指并拢，手指朝下，将大拇指放于患儿肚脐处，则小指边缘与肚脐所对的位置即是。再依此法找出左边穴位。

程度	中指折叠法	时间 / 分钟
适度		1~3

劳宫穴

患儿手平伸，微曲约45度，掌心向上，轻握拳，屈向掌心，中指所对应的掌心的位置即是劳宫穴。

程度	拇指压法	时间 / 分钟
重		1~3

食疗保健

气阴两虚型的小儿多汗，主要表现为寐则多汗、形瘦肢冷、神痿嗜睡、口渴便干等症状，可取黑豆 30 克、桂圆肉 10 克、红枣 30 克煮汤食，每日 1 剂，分 2 次食完，15 天为 1 疗程。

营卫不和型的小儿多汗，主要表现为汗出遍身、胃口不佳、面色倦白等症状，可取黄芪 15 克，红枣 20 颗，加水煮汤食，每日 1 剂，分 2~3 次饮食。连服 15 天为一疗程。

刮痧疗法

第一步，用面刮法刮拭颈椎上的喘息穴，用同样方法刮拭腰椎的肾俞穴。

第二步，用平面按揉法刮拭小指外侧的后溪穴。

第三步，用面刮法刮拭小腹的气海穴和小腿内侧的复溜穴。

喘息穴
第七颈椎棘突旁开1寸处

肾俞穴
第二腰椎棘突下，
脊柱旁开1.5寸处

后溪穴
小指外侧，本节后陷
中，握拳可得

复溜穴
太溪穴上2寸，跟腱
之前缘

气海穴
下腹部，脐下1.5寸处

父母刮痧		
时间	运板	次数
10~15 分钟	面刮法 平面按揉法	20~30 次

风湿性关节炎

小儿的风湿性关节炎多以侵犯小关节为特点，并以急性者多见，主要为风湿热，严重时可发生关节肿胀、僵硬、畸形，甚至有腰酸背痛、筋脉拘急的症状，对体质虚弱、腠理不密、卫外不固的患儿影响很大，风、寒、湿、邪乘虚而入，流经经络、关节，导致气血运行不畅。

特效穴位

犊鼻穴

属足阳明胃经经脉的穴位，屈膝，在膝部，髌骨和髌韧带外侧的凹陷中。

父母双手掌心向里，轻置膝盖上。以食指指腹用力伸入穴位，垂直揉按。每天早晚各1次，每次揉按1~3分钟。

飞扬穴

属足太阳膀胱经经脉的穴位，在小腿后面，外踝后，昆仑穴直上5寸，承山穴外下方1寸处。

父母以食指、中指指腹揉按穴位，每次左右各揉按1~3分钟。

膝关穴

属足厥阴肝经经脉的穴位，在小腿内侧胫骨内上髁后下方，腓肠肌内侧头的上部。

父母以食指、中指指腹揉按穴位，每次左右各揉按1~3分钟。

巨骨穴

属手阳明大肠经经脉的穴位，在肩上部，锁骨肩峰与肩胛冈之间凹陷处。

父母以中间3指放在锁骨肩峰与肩胛冈之间凹陷处，用中指的指腹向下揉按，有特殊酸麻、胀痛的感觉。每天早晚各按压1次，每次左右各（或双侧同时）按压1~3分钟。

食疗保健

忌食：公鸡、鲤鱼、牛奶、肉食、甜食、花生、干酪

多食：韭菜、香菜、葱、芹菜、油菜、木瓜、低盐食物、动物血、豆类制品、蛋类、鱼、虾等

注意：父母平时要鼓励孩子加强体育锻炼，增强体质，注意营养，避免上呼吸道感染，预防风湿性关节炎。

推荐食材

鸡蛋	虾	豆腐	土豆	芹菜

取穴技巧

犊鼻穴

患儿正坐、屈膝，父母双手掌心向里，轻置于患儿膝盖上，中指放于膝盖髌骨下外侧的凹陷处，则食指所在位置即是。

膝盖髌骨

程度	食指压法	时间 / 分钟
适度		1~3

飞扬穴

患儿仰卧，双腿趋向自己的身体，父母一手4指（除大拇指外）并拢，以食指、中指指腹顺着患儿跟腱外侧的骨头向上摸，小腿肌肉的边缘即是该穴。

程度	二指压法	时间 / 分钟
适度		1~3

膝关穴

患儿正坐、屈膝，父母双手掌心向里，一手4指（除大拇指外）并拢，以食指、中指放于患儿小腿内侧腓肠肌内侧头的上部即是穴位。

程度	二指压法	时间 / 分钟
适度		1~3

巨骨穴

患儿正坐，父母把手放在患儿肩上，以中间3指放在患儿锁骨肩峰与肩胛冈之间凹陷处，中指指腹所在位置的穴位即是。

程度	中指压法	时间 / 分钟
重		1~3

刮痧疗法

第一步，用面刮法刮拭患病处的相关关节穴位。

第二步，用面刮法刮拭膀胱经的大杼穴。

大杼穴
第一胸椎棘突下，旁开1.5寸处

血海穴
下肢髌骨内上缘1.5寸，
股内肌的隆起上

梁丘穴
屈膝，大腿前面，当髂前上棘与髌底
外侧端的连线上，髌底上1.5寸处

阴陵泉穴
胫骨内侧髁下缘凹陷中

父母刮痧		
时间	运板	次数
10~15 分钟	面刮法	20~30 次

203

腓肠肌痉挛

腓肠肌痉挛俗称"腿肚抽筋"，是由于突然受到风寒、冷水刺激或缺钙等原因而引发的小腿肚抽筋，主要表现为发作时局部疼痛难忍、腿不能伸直。

特效穴位

承山穴

属足太阳膀胱经经脉的穴位，在人体的小腿后面正中，委中穴与昆仑穴之间，当伸直小腿或足跟上提时，腓肠肌肌腹下出现的尖角凹陷处就是这个穴位。

父母4指轻握患儿小腿，用大拇指指腹揉按穴位，每次左右各（或双侧同时）揉按1~3分钟。

承筋穴

属足太阳膀胱经经脉的穴位，位于人体的小腿后面，当委中穴与承山穴的连线上，腓肠肌的肌腹中央，委中穴下3.5寸处。

父母用手轻握小腿，大拇指在小腿后部正中央处，其余4指在腿侧，以大拇指指腹揉按穴位，每次左右各揉按1~3分钟。

委阳穴

属足太阳膀胱经经脉之穴位，在人体的小腿部，横纹外侧端，当股二头肌腱内侧。

父母4指轻握患儿小腿，用大拇指指腹揉按穴位，每次左右各（或双侧同时）揉按1~3分钟。

注意事项

在孩子睡眠之前，家长将适温的暖水袋放入孩子的小腿间，让暖水袋促进孩子腿部的血液循环，平时多给孩子吃一些御寒的食物，经常锻炼，腿肚抽筋症状就会慢慢痊愈。

如果孩子夜间突然发生腿肚抽筋，父母可按以下步骤为孩子进行处理：按摩抽筋部位；慢慢舒展、拉长抽筋部位的肌肉，使其保持伸展状态；在抽筋部位用毛巾热敷。

推荐食材

冬瓜	洋葱	扁豆	玉米	红豆

取穴技巧

承山穴

　　患儿俯卧，父母轻握患儿小腿，大拇指在上，其余4指在下，大拇指指腹循着脚后跟正中（阿里基腱）直上，在小腿肚下，"人"字形的中点处即是该穴。

程度	拇指压法	时间 / 分钟
适度		1~3

承筋穴

　　患儿俯卧，父母轻握患儿腿内侧，大拇指在上，其余4指在下，大拇指放于小腿正中央处，后部肌肉的最高点，拇指指腹处即是该穴。

程度	拇指压法	时间 / 分钟
适度		1~3

委阳穴

　　患儿俯卧，父母双手轻握患儿大腿两侧，大拇指在上，其余4指在下，大拇指放在小腿横纹外侧端，股二头肌腱内侧，则大拇指所在的位置即是该穴。

程度	拇指压法	时间 / 分钟
适度		1~3

刮痧疗法

第一步,用面刮法刮拭小腿阴面的承筋穴、承山穴位。

第二步,用面刮法刮拭小腿外侧外丘穴至外踝尖穴一带的位置。

承筋穴
委中穴下3.5寸,小腿后上部

承山穴
小腿腓肠肌两肌腹之间凹陷的顶端

外丘穴
小腿前外侧中部外踝上5寸,腓骨后缘处

外踝尖穴
外踝骨尖上

父母刮痧		
时间	运板	次数
10~15 分钟	面刮法	20~30 次

小儿惊风

小儿惊风又称为"小儿惊厥"，是一种小儿常见病，对年龄越小的孩子危害越大，主要症状表现为发病时四肢抽搐，伴高热、神昏。发病急骤的叫"急惊风"，可见于脑炎及其他传染性或感染性疾病。手足徐动，发病缓慢，不伴高热神昏的叫"慢惊风"，见于缺钙、脱水、营养不良等。凡抽搐病因已明确诊断者，及大脑发育不全、脑性瘫痪皆可照此法治疗。

推拿疗法

1. 急惊风的患儿，可先采用掐人中穴、拿合谷穴、拿曲池穴、掐端正、老龙、十宣、威灵等方法急救，然后揉小天心 300 次，分阴阳 200 次，补肾经 500 次，清天河水 300 次，揉二马 200 次，平肝清肺 300 次，退六腑 300 次。

2. 慢惊风的患儿，可补脾经 500 次，推三关 200 次，补肾经 500 次，揉二马 200 次，揉外劳宫 300 次，揉小天心 300 次，运内八卦 200 次，清四横纹 200 次，清天河水 100 次，捏脊 3~5 次。

特效穴位

五处穴

属足太阳膀胱经穴位，在人体的头部，当前发际正中直上 1 寸，旁开 1.5 寸处。

父母以食指指腹按压穴位，每次左右各 1~3 分钟。

前顶穴

属督脉的穴位，在人体的头部，当前发际正中直上 3.5 寸，即百会穴前 1.5 寸处。

父母先左手中指按压在穴位上，右手中指按在左手中指指甲上，双手中指交叠，同时向下用力揉按穴位，有酸胀、刺痛的感觉。每次各揉按 1~3 分钟。

水沟穴

属督脉的穴位，位于人体上唇上中部，人中沟的上 1/3 与中 1/3 的交点，用指压时有强烈的压痛感。

父母弯曲食指，以指尖揉按穴位，有特殊刺痛的感觉。每次左右手揉按各 1~3 分钟，先左后右。

推荐食材

蛋黄	牛奶	瘦肉	桑寄生	淡竹叶

取穴技巧

五处穴

患儿正坐，父母一手中间3指并拢，其他2指弯曲，掌心向颜面，无名指第一关节全入患儿发际，放于发际上正中处，则食指指尖所在的位置即是穴位。依此法找出另一穴。

程度	食指压法	时间/分钟
适度		1~3

前顶穴

患儿正坐，父母举双手过患儿头，掌心朝下，手掌放松，自然弯曲，指尖下垂，约成瓢状。中指指尖触碰处所在穴位即是。

程度	中指折叠法	时间/分钟
轻		1~3

水沟穴

患儿正坐，父母伸手置患儿面部，5指朝上，掌心朝内，弯曲食指置于鼻沟中上部即是。

程度	食指压法	时间/分钟
重		1~3

食疗保健

竹叶粳米粥：淡竹叶 30 克，粳米 50 克，冰糖适量，先将淡竹叶加水煎汤取汁，再加入粳米煮成粥，拌入冰糖调味食用。每天 2 次，早晚食用，连食 1 周。

刮痧疗法

第一步，用角刮法刮拭头顶部的百会穴。

第二步，用面刮法刮拭手臂屈肘处的曲池穴和手臂阴面的曲泽穴。

第三步，用面刮法刮拭小腿外侧的阳陵泉穴和光明穴。

第四步，用垂直按揉法刮拭足部的太冲穴。

百会穴
头顶中央，耳尖直上方处，前对鼻尖

曲泽穴
肘横纹中，肱二头肌腱尺侧缘

曲池穴
手心向里，屈肘横纹头，在外辅骨内陷中

太冲穴
足部，第一、二趾骨间

阳陵泉穴
小腿外侧，当腓骨小头前下方凹陷处

光明穴
人体的小腿外侧，当外踝尖上5寸，腓骨前缘

父母刮痧		
时间	运板	次数
10~15 分钟	角刮法 面刮法 垂直按揉法	20~30 次

荨麻疹

荨麻疹是一种过敏性皮肤病，中医认为风、邪为其主要发病因素，同时又与饮食有着密切的关系。儿童过量摄入荤腥、厚味或者肠道内有寄生虫，使得食物过敏增多，都有可能发病，主要表现为局部性水肿，并伴有瘙痒和烧灼的感觉。

推拿疗法

1. 捏拿患儿双膝的百虫窝，左右各 500 次，按揉足三里穴 100 次。

2. 捏拿膈俞 5 次，按揉曲池穴 1 分钟。

注意：推拿疗法治疗荨麻疹有一定疗效，然而对顽固性荨麻疹则应配合有关的抗过敏药物、针灸、拔罐等法治疗。

特效穴位

肩髃穴

属手阳明大肠经经脉上的穴位，屈肘抬臂平肩，在肩端关节之间有 2 个凹陷，其中前方的小凹陷就是穴位所在的地方。

父母中指和食指并拢，以指腹垂直按压穴位，两肩按摩方法相同，每日早晚、左右各按揉 1~3 分钟。

血海穴

属足太阴脾经经脉穴位，屈膝，在大腿内侧，髌底内侧端上 2 寸处，当股四头肌内侧头的隆起处。

父母用大拇指垂直按压穴位，每天早晚各 1 次，每次左右脚穴位各按压 3~5 分钟。

风门穴

属足太阴膀胱经经脉的穴位，在第二胸椎棘突下，旁开 1.5 寸处。

父母举手抬肘，用中指指腹揉按穴位，每次左右各（或双侧同时）揉按 1~3 分钟。

推荐食材

| 牛肉 | 南瓜 | 玉米须 | 西红柿 | 香蕉 |
| 橘子 | 葡萄 | 胡萝卜 | 绿茶 | 苹果 |

取穴技巧

肩髃穴

患儿正坐，双手下垂，父母以双手中指按压患儿肩尖下，肩前呈现凹陷处即是。

程度	二指压法	时间 / 分钟
适度		1~3

血海穴

患儿正坐，跷一足于另一腿上，父母将一手4指（大拇指除外）并拢，小指尖置于膝盖骨内侧的上角，则食指指腹所在位置即是该穴。

膝盖骨

程度	拇指压法	时间 / 分钟
适度		3~5

风门穴

患儿背坐，头微向前俯，父母双手举起，掌心向后，并拢食指、中指，其他手指弯曲，越过肩伸向患儿背部，将中指指腹置于大椎下第二个凹洼（第二胸椎与第三胸椎间）的中心，则食指指尖所在的位置即是该穴。

大椎

程度	中指折叠法	时间 / 分钟
适度		1~3

食疗保健

多食：海带、芝麻、黄瓜、绿豆、薏米

注意：家长平时要经常锻炼孩子的皮肤，降低孩子皮肤的过敏度，鼓励孩子用冷水洗脸洗手，冬天注意不要让孩子过度保暖。

刮痧疗法

第一步，用角刮法刮拭头顶的百会穴。

第二步，用面刮法从上往下刮拭肩髃穴至曲池穴。

第三步，用面刮法刮拭脊椎部的肝俞穴，用同样方法刮拭腿部的血海穴。

百会穴
头顶中央，耳尖直上方处，前对鼻尖

肩髃穴
肩部三角肌上部中央

曲池穴
手心向里，屈肘横纹头，在外辅骨内陷中

肝俞穴
背部，第九胸椎棘突下，旁开1.5寸处

血海穴
下肢髌骨内上缘1.5寸，股内肌的隆起上

父母刮痧		
时间	运板	次数
10~15 分钟	角刮法 面刮法	20~30 次

小儿湿疹

湿疹是小儿常见皮肤病之一，主要是由湿邪引起，以出现各种疾病的瘙痒性皮疹为特征。主要表现为皮红起疹、瘙痒不休，严重时可发展为脓包、溃疡。婴儿湿疹见于 6 个月内，且人工喂养的孩子易患此病。

推拿疗法

1. 湿疹的患儿，可分推阴阳 3 分钟，补脾经 2 分钟，逆运内八卦 2 分钟，推揖四横纹 3 分钟，揉小天心 3 分钟，揉外劳宫 5 分钟。

2. 揉一窝风 5 分钟，清天河水、退六腑各 3 分钟，揉风市 2 分钟。上述疗法每日 1 次，3 周为 1 疗程。

特效穴位

血海穴

属足太阴脾经经脉穴位，屈膝，在大腿内侧，髌底内侧端上 2 寸处，当股四头肌内侧头的隆起处。

父母用大拇指垂直按压穴位，每天早晚各 1 次，每次左右脚穴位各按压 3~5 分钟。

阴陵泉穴

属足少阳胆经经脉的穴位，位于人体膝盖的斜下方，小腿外侧的腓骨小头稍前的凹陷中。

父母弯曲大拇指，指腹垂直揉按穴位，有酸、胀、痛的感觉。每次左右各揉按 1~3 分钟，先左后右。

三阴交穴

属足太阴脾经经脉的穴位，在人体小腿内侧，足内踝上缘 3 指宽，踝尖正上方胫骨边缘凹陷中。

父母以大拇指指尖垂直按压穴位，每天早晚各 1 次，每次左右足各揉按 1~3 分钟。

推荐食材

蛋黄	绿豆	海带	红枣	扁豆

取穴技巧

血海穴

患儿正坐，跷一足置放在另一腿上，父母将一手（大拇指除外）4指并拢，小指尖置于患儿膝盖骨内侧的上角，则食指指腹所在位置即是该穴。

膝盖骨

血海 血海

程度	拇指压法	时间 / 分钟
适度		3~5

阴陵泉穴

患儿正坐，将一脚跷起，置放于另一腿上。父母用手轻握患儿膝下处，大拇指指尖所在的膝下内侧凹陷处即是。

阴陵泉 阴陵泉

程度	拇指压法	时间 / 分钟
重		1~3

三阴交穴

患儿正坐，抬脚置另一腿上，父母一手（除大拇指外）4指并拢伸直，并将小指置于患儿足内踝上缘处，则食指下、踝尖正上方胫骨边缘凹陷处即是该穴。

踝尖

三阴交 三阴交

程度	拇指压法	时间 / 分钟
适度		1~3

食疗保健

忌食：牛奶、辛辣食物

多食：土豆、鸡肉、香蕉、核桃

注意：哺乳期的妈妈最好尽量给孩子用母乳喂养，因为喂养奶粉的儿童患湿疹的概率比较大，同时，在饮食上要多清淡少荤腥，减少孩子皮肤过敏的概率，患病期间不宜接种牛痘、卡介苗，以免发生不良反应。

刮痧疗法

第一步，用角刮法刮拭肩关节上的肩髃穴。

第二步，用面刮法刮拭脊椎的肝俞穴至肾俞穴。

第三步，用平面按揉法刮拭第一、二掌骨结合部的合谷穴。

肩髃穴
肩部三角肌上部中央

肝俞穴
背部，第九胸椎棘突下，旁开1.5寸处

脾俞穴
背部，第十一胸椎棘突下，旁开1.5寸处

肾俞穴
第二腰椎棘突下，脊柱旁开1.5寸处

合谷穴
第一、二掌骨凹陷中

天枢穴
腹部，脐旁开2寸，腹直肌外缘

父母刮痧		
时间	运板	次数
10~15 分钟	角刮法 面刮法 平面按揉法	20~30 次

小儿丹毒

小儿丹毒是儿科中的常见病、多发病，多因血分有热，火毒侵犯肌肤，或由于皮肤黏膜破伤染毒而发病。若兼感湿邪，郁蒸血分，经常复发，缠绵不愈。发于头面上肢者多为热毒，发于下肢者多兼湿热。主要表现为患儿身体局部红肿热痛、疮面有坏死组织，同时伴有恶寒发热、纳差、大便干燥等症状。

特效穴位

太冲穴

属足厥阴肝经经脉的穴位，在足背侧，第一、二趾跖骨连接部位中。用手指沿拇趾和次趾的夹缝向上移压，到能够感觉到动脉的时候就是该穴位。

父母以食指和中指指尖垂直由下往上揉按，有特殊胀、酸、疼痛的感觉。每次左右各按揉 3~5 分钟，先左后右。

血海穴

属足太阴脾经经脉穴位，屈膝，在大腿内侧，髌底内侧端上 2 寸处，当股四头肌内侧头的隆起处。

父母用大拇指垂直按压穴位，每天早晚各 1 次，每次左右脚穴位各按压 3~5 分钟。

丰隆穴

属足阳明胃经经脉的穴位，在足外踝上 6寸（约在外膝眼与外踝尖连线中点）处。

父母以食指、中指、无名指 3 指的指腹按压（中指用力），每日早晚各按 1 次，每次 1~3 分钟。

食疗保健

1. 生姜 9 克，蜂蜜少许。将生姜洗净焙干，研成细末，加入蜂蜜调匀，涂擦患处。本方有祛风燥湿之功效，主治风热、湿热之邪发为丹毒。

2. 可用金黄散适量，大青叶煎水，调敷患儿患处以清热解毒、消肿止痛。

注意：丹毒在婴幼儿时期发病迅速，死亡率高，父母应该给孩子尽早诊断、治疗。平时注意保持孩子皮肤清洁、干燥，避免损伤，更应该注意脐部和臀部的护理，以防止感染。因为小儿丹毒属于感染性疾病，因此不宜采用推拿疗法。

推荐食材

红枣	豆腐	芹菜	豆浆	苦菊

取穴技巧

太冲穴

　　患儿正坐，垂足，曲左膝，举脚置座椅上，父母手掌朝下置于患儿脚背，弯曲中指，中指指尖所在的位置即是。

程度	二指压法	时间／分钟
轻		3~5

血海穴

　　患儿正坐，跷一足置放在另一腿上，父母将一手（大拇指除外）4指并拢，小指尖置于患儿膝盖骨内侧的上角，则食指指肚所在位置即是该穴。

膝盖骨

程度	拇指压法	时间／分钟
适度		3~5

丰隆穴

　　患儿正坐，屈膝，垂足，父母一手手指放于患儿腿的侧部，其中中指位于外膝眼到外踝尖连线的中点处，则中指所在位置即是穴位。

外膝眼

外踝尖

程度	三指压法	时间／分钟
适度		1~3

刮痧疗法

第一步，用面刮法刮拭前臂阳面的曲池穴，用平面按揉法刮拭合谷穴。

第二步，用面刮法从上而下刮拭腿部内侧的血海穴、阴陵泉穴。

第三步，用面刮法刮拭小腿后侧的委中穴。

血海穴
下肢髌骨内上缘2寸，股内肌的隆起上

阴陵泉穴
胫骨内侧髁下缘凹陷中

曲池穴
手心向里，屈肘横纹头，在外辅骨内陷中

合谷穴
第一、二掌骨凹陷中

委中穴
腘横纹中央

父母刮痧		
时间	运板	次数
10~15 分钟	平面按揉法 面刮法	20~30 次

冻疮

冻疮是小儿冬天的常见病，儿童由于对寒冷的气候抵抗力弱，且皮肤娇嫩，因此在冬天易患冻疮，并且在春天天气转暖后才能痊愈。冻疮经常发于手、脚、面颊、耳等暴露在外的部位，初起为局限性蚕豆至指甲盖大小紫红色肿块或硬结，边缘鲜红，中央青紫，触之冰冷，压之褪色，去压后恢复较慢，自觉局部有胀感、瘙痒，遇热后更甚，严重者可有水疱，破溃后形成溃疡、经久不愈。

特效穴位

合谷穴

属手阳明大肠经经脉上的穴位，当拇指和食指伸张时，在第一、二掌骨的中点，稍微偏向食指处。

父母手掌轻握患儿拳，以大拇指指腹垂直按压穴位，每次按压左右手各 1~3 分钟。

阳池穴

属手少阳三焦经经脉的穴位，在人体腕背横纹中，当指伸肌腱的尺侧缘凹陷处，前对中指和无名指的指缝。

父母手掌轻握患儿拳，以大拇指指腹垂直按压穴位，每次按压左右手各 1~3 分钟。

涌泉穴

属足少阴肾经经脉的穴位，在足底足前部的凹陷处，第二、三趾的趾缝纹头端和足跟连线的前 1/3 处。

父母以大拇指指腹由下往上推按，每日早晚、左右足部各推按 1~3 分钟。

注意：父母帮孩子每天在易患冻疮部位轻轻揉擦皮肤至发热，可以促进血液循环，预防冻疮的发生。

推荐食材

羊肉	红枣	狗肉	当归	山楂

取穴技巧

合谷穴

患儿手轻握空拳，弯曲拇指与食指，两指指尖轻触、立拳，父母以手掌轻握患儿拳外，以大拇指指腹垂直下压即是。

程度	拇指压法	时间 / 分钟
重		1~3

阳池穴

患儿将手掌侧放，父母用一手轻握患儿手掌，弯曲大拇指，用指甲垂直下压伸肌腱的尺侧缘凹陷处即是穴位。

程度	拇指压法	时间 / 分钟
重		1~3

涌泉穴

患儿俯卧，父母用手轻握患儿腿，4指置于足背，弯曲大拇指按压处即是。

涌泉

程度	拇指压法	时间 / 分钟
重		1~3

食疗保健

1. 当归枣：当归 15 克，红枣 10 克，山楂 15 克。将红枣泡发洗净，与当归、山楂一起置入砂锅中，加水煮沸，改小火煮 1 小时，即成，喝汤吃枣。

2. 萝卜法：将萝卜切厚片，煮熟趁热贴敷患处，凉后更换。连敷 3~4 天可愈。

3. 生姜法：生姜剁碎后，将其汁挤出，小火熬制成稠状，每天将稠状液涂于患处。平时，也可以用生姜片涂擦易患冻疮的地方，可以起到预防的作用。

注意：父母每天用温水浸泡孩子易患冻疮的耳朵、双手、双脚等部位 20 分钟。温水中可以加少量啤酒，可以有效地预防冻疮，这是因为啤酒中含有的维生素 B_1、维生素 B_6 含有抗神经炎、皮肤炎和促进肌肉生长的功效。

刮痧疗法

第一步，用面刮法在手臂从上往下刮拭曲池穴。

第二步，用平面按揉法刮拭小腿一侧的足三里穴。

曲池穴
手心向里，屈肘横纹头，在外辅骨内陷中

足三里穴
外侧膝眼下直下3寸，距胫骨前嵴1横指处

父母刮痧		
时间	运板	次数
10~15 分钟	面刮法 平面按揉法	20~30 次

新生儿破伤风

新生儿断脐时使用的用品不洁，或断脐后护理不当，为风冷水湿秽毒之邪所侵而致，俗称"脐风""撮口"，因其常在断脐后 7 日左右发病，故又称"七日风"，主要症状表现为唇青口撮、牙关紧闭、苦笑面容，甚或四肢抽搐、角弓反张、肚脐发黑等症状，发病较快，且死亡率极高。

特效穴位

命门穴

属督脉的穴位，在人体腰部，当后正中线上，第二腰椎棘突下凹陷处，用指压时有强烈的压痛感。

父母双手中指同时出力揉按穴位，有酸、胀、疼痛的感觉。每次左右手中指在下各揉按 3~5 分钟，先左后右。

百会穴

属督脉的穴位，位于人体头部，在头顶正中线与两耳尖端连线的交点处。

父母先用左手中指按压在穴位上，右手中指按在左手中指指甲上，双手中指交叠，同时向下用力揉按穴位，有酸胀、刺痛的感觉。每次各揉按 1~3 分钟。

筋缩穴

属督脉的穴位，背部后正中线上，第九胸椎棘突下凹陷处。

父母把食指叠加在中指指背上，一起用力揉按穴道，有刺痛的感觉。每次左右手各揉按 3~5 分钟，先左后右。

腰阳关穴

属督脉的穴位，背部后正中线上，第四腰椎棘突下凹陷处。

父母把食指叠加在中指指背上，一起用力揉按穴道，有刺痛的感觉。每次左右手各揉按 3~5 分钟，先左后右。

推荐食材

| 莲藕 | 黄豆 | 香菇 | 鱼肉 | 豆腐 |
| 苹果 | 黑木耳 | 豆芽 | 海带 | 芹菜 |

取穴技巧

命门穴

　　患儿背立，父母伸两手至患儿背腰后，大拇指在下，其余4指在上。父母中指指腹所在位置的穴位即是。

程度	中指折叠法	时间 / 分钟
重		3~5

百会穴

　　患儿背坐，父母举双手，虎口张开，大拇指指跟碰触患儿耳尖，掌心向头，四指朝上。双手中指在头顶正中相碰触所在穴位即是。

程度	中指折叠法	时间 / 分钟
轻		1~3

筋缩穴

　　患儿背坐，双手下垂，父母放手在患儿背后正中线上，第九胸椎棘突下凹陷中即是该穴。

程度	中指折叠法	时间 / 分钟
重		3~5

腰阳关穴

　　患儿背坐，双手下垂，父母放手在患儿背后正中线上，第四腰椎棘突下凹陷中即是该穴。

程度	中指折叠法	时间 / 分钟
重		3~5

食疗保健

1. 蝉蜕、葱汁各适量，以葱汁调蝉蜕末外敷患处，并以葱 60 克、蝉蜕 12 克煎服。

2. 杏仁 50 克、酒 500 毫升，杏仁洗净去皮，研碎，蒸后晾干再研细，入酒，搅拌取汁，再服 50 毫升，每日 2~3 次，并摩敷疮上。

注意：预防新生儿破伤风最有效的方法就是住院分娩，严格执行无菌操作，重视脐部处理，防止脐部感染，同时患儿在发病抽搐时不宜服药与喂奶。新生儿破伤风发病急，死亡率高，因此要及早治疗，不可延误。

刮痧疗法

第一步，用面刮法刮拭肚脐的神阙穴。

第二步，用面刮法刮拭小足内侧的然谷穴。

神阙穴
腹部，脐中央

然谷穴
足内侧缘，足舟骨粗隆
下方，赤白肉际处

父母刮痧		
时间	运板	次数
10~15 分钟	面刮法	20~30 次

婴幼儿疟疾

是婴幼儿疟疾指疟原虫寄生于人体所引起的传染病。婴幼儿疟疾发热多不规则，可表现为持续高热或体温忽高忽低，在发热前可以没有寒战表现，或仅有四肢发凉、面色苍白等症状，婴幼儿疟疾高热时往往容易发生惊厥。在中医理论中，疟疾由感受疟邪，邪正交争所致，是以寒战壮热，头痛、汗出、休作有时为特征的传染性疾病，多发于夏秋季。

特效穴位

液门穴

属手少阳三焦经经脉的穴位，在人体的手背部，当第四、五指间，指蹼缘后方赤白肉际的部位。

父母用大拇指指尖或指甲尖垂直掐按穴位，有酸胀的感觉。每天早晚、左右各掐按 1 次，每次 1~3 分钟，先左后右。

足临泣穴

属足少阳胆经经脉的穴位，在足背的外侧，第四趾和小趾跖骨的夹缝中。

父母用大拇指指腹揉按穴位，有酸、胀、痛的感觉。每次左右各揉按 1~3 分钟，先左后右。

大椎穴

属督脉的穴位，位于人体背部正中线上，第七颈椎棘突下凹陷中。

父母大拇指指尖向下，用指腹（或指尖）揉按穴位，有酸痛、胀麻的感觉。每次左右各揉按 1~3 分钟，先左后右。

食疗保健

1. 鸡蛋 1 个，白酒 20 毫升。取鸡蛋清调和入酒内，调匀后 1 次口服完。每周 1 次，连服 2~3 次有预防作用。用于治疗时用量加倍，发作前 1~2 小时顿服。

2. 鸡蛋 3 个，陈醋 120 毫升，将鸡蛋打破调匀，和好陈醋，一起置入砂锅内煎开，待稍冷顿服。

注意：疟疾主要是通过蚊虫传播，父母要切断传播途径，给孩子做好防护工作，春、夏天晚上睡觉要用蚊帐，到户外游玩时要使用防蚊设备。

推荐食材

牛奶	西瓜	梨	鸡蛋	荸荠

取穴技巧

液门穴

患儿正坐、伸手，掌心向下，轻握拳。父母用一手轻扶患儿小指侧掌心处，弯曲大拇指，用指尖或指甲尖垂直掐按穴位即是。

程度	拇指压法	时间 / 分钟
重		1~3

足临泣穴

患儿正坐，垂足，抬左足跷置于座椅上，父母轻握患儿脚趾，4指在下，弯曲大拇指，用指甲垂直轻轻掐按穴位即是。

程度	拇指压法	时间 / 分钟
重		1~3

大椎穴

患儿背坐或俯卧，父母把手放在患儿背后正中线上，第七颈椎棘突下凹陷中即是穴位。

程度	拇指压法	时间 / 分钟
轻		1~3

刮痧疗法

第一步，用面刮法刮拭大椎穴，按压力度较大，速度缓慢。

第二步，用疏理经气法从上而下地刮拭间使穴。

第三步，用面刮法刮拭小指外侧后溪穴。

第四步，用平面按揉法刮拭小腿正前方的足三里穴。

大椎穴
第七颈椎与第一胸椎棘突之间

后溪穴
小指外侧，本节后陷中，握拳可得

间使穴
上肢大陵穴直上2.5寸处

足三里穴
外侧膝眼下直下3寸，距胫骨前嵴1横指处

父母刮痧		
时间	运板	次数
10~15 分钟	面刮法 疏理经气法 平面按揉法	20~30 次

休克昏迷

休克昏迷是指患儿因外伤、出血、烧烫伤等伤害，或者情绪过度刺激及恐惧而引起的一种血液循环量不足的情况，主要表现为患儿肤色苍白、冰冷，脉搏快而弱，呼吸浅而快，感觉口渴并可能有呕吐现象，若没有即时处理，会导致意识丧失、体温下降，并且可能死亡。

特效穴位

水沟穴

属督脉的穴位，位于人体上唇上中部，人中沟的上 1/3 与中 1/3 的交点处，用指压时有强烈的压痛感。

父母弯曲食指，以指尖揉按穴位，有特别刺痛的感觉。每次左右手揉按各 1~3 分钟，先左后右。

涌泉穴

属足少阴肾经经脉的穴位，在足底足前部的凹陷处，第二、三趾的趾缝纹头端和足跟连线的前 1/3 处。

父母以大拇指指腹由下往上推按，每日早晚、左右足心各推按 1~3 分钟。

素髎穴

属督脉的穴位，在面部鼻尖正中央。

父母弯曲食指，以指腹揉按穴位，有特别刺痛的感觉。每次左右手揉按各 1~3 分钟，先左后右。

食疗保健

忌食：辛辣及油腻食物
多食：牛奶、蔬果汁、肉汤

推荐食材

鸡蛋	鱼肉	瘦肉	苹果	鸡肉
鸭肉	橙子	粳米	西红柿	菜花

取穴技巧

水沟穴

患儿正坐，父母伸手置患儿面部，5 指朝上，掌心朝内，弯曲食指置于鼻沟中上部即是。

程度	食指压法	时间 / 分钟
重		1~3

涌泉穴

患儿俯卧，父母用手轻握患儿腿，4 指置于足背，弯曲大拇指按压处即是穴位。

程度	拇指压法	时间 / 分钟
重		1~3

素髎穴

患儿正坐，父母用食指指腹按压面部鼻尖正中央即是穴位。

程度	食指压法	时间 / 分钟
重		1~3

刮痧疗法

第一步，用角刮法刮拭头顶部百会穴。

第二步，用点按法按压人中穴。

第三步，用面刮法刮拭小腹中间的神阙穴、关元穴。

第四步，用平面按揉法刮拭足三里穴。

第五步，用面刮法刮拭脚底的涌泉穴。

百会穴
头顶中央，耳尖直上方处，前对鼻尖

涌泉穴
足底，足趾骨中央微前方

人中穴
面部，当人中沟的上1/3与中1/3交点处

神阙穴
腹部，脐中央

关元穴
腹部，脐下3寸处

足三里穴
外侧膝眼下直下3寸，距胫骨前嵴1横指处

父母刮痧		
时间	运板	次数
10~20 分钟	角刮法 点按法 面刮法 平面按揉法	25~30 次

中毒

小孩由于对食物的辨别能力欠缺，容易不小心吃下有毒的食物，有时也会因食物不干净、药物过期而引起食物中毒或者药物中毒。这时候，家长千万不要惊慌，除了赶紧将孩子送往医院外，在等待救援的时间里，也可以运用刮痧疗法给孩子祛除毒素，尽可能地挽救孩子的生命。

特效穴位

筑宾穴

属足少阴肾经经脉的穴位，在人体的小腿内侧，当太溪穴和阴谷穴的连线上，太溪穴上3.5寸处，腓肠肌肌腹的内下方。

父母用中指指腹由下往上推按该穴，每日早晚、左右各推按1~3分钟。

肾俞穴

属足太阳膀胱经经脉的穴位，在腰部第二腰椎棘突下，旁开1.5寸处。

父母把食指叠加在中指指背上，一起用力按揉穴位，有刺痛的感觉。每次左右手各揉按3~5分钟，先左后右。

大肠俞穴

属足太阳膀胱经经脉的穴位，在腰部第四腰椎棘突下，旁开1.5寸处。

父母把食指叠加在中指指背上，一起用力按揉穴位，有刺痛的感觉。每次左右手各揉按3~5分钟，先左后右。

食疗保健

食盐解毒：食盐60克，将食盐炒黄，用开水溶化内服，以催吐；也可以用食盐1汤匙，炒后煎汤饮服，或者饮大量浓度为5%的盐水，然后用手指或者羽毛刺激喉咙，促进呕吐。

生姜汤解毒：生姜适量，单用生姜煎服，可解鱼蟹中毒；或煮食鱼蟹时，稍加几片生姜，以防中毒。

食醋解毒：如果是因为吃了变质的鱼、虾、蟹而引起的食物中毒，可以用食醋100毫升，加入200毫升清水，混匀后一次服下。

鲜牛奶解毒：如果是误食了变质的防腐剂或饮料，可以采用灌服鲜牛奶的办法进行解毒。

推荐食材

牛奶	豆浆	鸡蛋	苹果	梨

取穴技巧

筑宾穴

患儿仰卧，父母以手轻握患儿腿，4 指放脚背，大拇指指腹所压之处即是。

程度	中指折压法	时间 / 分钟
重		1~3

肾俞穴

患儿仰卧，父母将食指放于患儿腰部第二腰椎棘突下，旁开 1.5 寸处穴位即是。

程度	中指折压法	时间 / 分钟
重		3~5

大肠俞穴

患儿仰卧，父母将食指放于患儿腰部第四腰椎棘突下，旁开 1.5 寸处穴位即是。

程度	中指折压法	时间 / 分钟
重		3~5

刮痧疗法

第一步，用面刮法刮拭小腿内侧近中央部分的筑宾穴，可以治疗小儿胎毒、药物中毒。

第二步，用面刮法刮拭腰部的肾俞穴，可以治疗因饮水引起的中毒；用同样方法刮拭大肠俞穴，可以治疗因饮食不当引起的食物中毒。

肾俞穴
第二腰椎棘突下，脊柱旁开1.5寸处

大肠俞穴
腰部，第四腰椎棘突下，旁开1.5寸处

筑宾穴
小腿内侧近中央部分

父母刮痧		
时间	运板	次数
10~15 分钟	面刮法	25~30 次

晕厥

小儿晕厥是指患儿在很短时间内失去知觉的危急症状，一般会很快恢复，且对孩子的身体健康、智力不会有很大影响。但是若在此期间家长并不在场，则很有可能导致患儿遭到意外伤害。

特效穴位

水沟穴

属督脉的穴位，位于人体上唇上中部，人中沟的上 1/3 与中 1/3 的交点处，用指压时有强烈的压痛感。

父母弯曲食指，以指尖揉按穴位，有特别刺痛的感觉。每次左右手揉按各 1~3 分钟，先左后右。

关冲穴

属手少阳三焦经经脉的穴位，在环指末节尺侧，距指甲角 0.1 寸处。

父母弯曲大拇指，用指尖下压揉按穴位，早晚各 1 次，先左后右揉按，各揉按 1~3 分钟。

厉兑穴

属足阳明胃经经脉的穴位，在足第二趾末节外侧，距甲角 0.1 寸处。

父母弯曲大拇指，用指尖下压揉按穴位，早晚各 1 次，先左后右揉按，各揉按 1~3 分钟。

注意事项

患儿发生晕厥后，要令其平卧，保持头低脚高位，并松开患儿的衣服，打开室内门窗，便于空气流通，随时观察患儿的体温、呼吸、脉搏等情况，并在紧急处理后尽快送往医院治疗。在患儿清醒后，可给患儿服用温糖水或热饮料，适当补充一些能量。

推荐食材

大蒜	银耳	红枣	山楂	豆浆
蜂蜜	绿豆	柠檬	牛奶	小米

取穴技巧

水沟穴

患儿正坐，父母伸手置患儿面部，5指朝上，掌心朝内，弯曲食指置于鼻沟中上部即是。

程度	食指压法	时间 / 分钟
重		1~3

关冲穴

患儿正坐，父母握患儿一手，大拇指放于环指末节尺侧即是穴位。

程度	拇指压法	时间 / 分钟
适度		1~3

厉兑穴

患儿正坐，屈膝，把脚抬起放在另一腿上。父母用一手的4指置患儿脚底托着，大拇指在脚背。弯曲大拇指下压，其指甲所在第二趾外侧指甲角处即是。

程度	拇指压法	时间 / 分钟
适度		1~3

刮痧疗法

第一步，用点按法刮拭鼻柱下的水沟穴。

第二步，用平面按揉法刮拭手掌骨处的合谷穴。

第三步，用面刮法刮拭中指上的中冲穴。

第四步，用平面按揉法刮拭小腿正前方的足三里穴。

水沟穴
面部，当人中沟的上1/3与中1/3交点处

合谷穴
第一、二掌骨凹陷中

中冲穴
中指尖端的中央

足三里穴
外侧膝眼下直下3寸，
距胫骨前嵴1横指处

父母刮痧		
时间	运板	次数
10~15分钟	面刮法 点按法 平面按揉法	20~30次

咯血

咯血是指喉头以下的呼吸道出血，经口腔咯出的病症，并伴有咳嗽动作，痰中带血或大口咯血都叫"咯血"。痰中带血是指少量出血与咳嗽咳痰同时出现，而大咯血多是支气管破裂时有大量鲜红色血突然咯出，令人恐惧甚至昏倒。

特效穴位

尺泽穴

属手太阴肺经经脉的穴位，位于手臂肘部，取穴时先让孩子手臂上举，在手臂内侧中央处有粗腱，腱的外侧即是此穴。

父母弯曲大拇指，以指腹按压患儿尺泽穴，每次左右手各按压 1~3 分钟。

鱼际穴

属手太阴肺经经脉上的穴位，手掌心朝上，位于第一掌骨中点之桡侧，赤白肉的交际处。

父母弯曲大拇指，以指甲尖垂直轻轻掐按，每次左右手各掐揉 1~3 分钟。

膻中穴

属任脉的穴位，在人体的胸部，人体正中线上，两乳头之间连线的中点。

父母双手中指同时出力揉按穴位，有刺痛的感觉。每次揉按各 1~3 分钟，先中指左上右下，后右上左下。

食疗保健

忌食：花椒、桂圆、樱桃、核桃仁、杨梅
多食：百合、藕、梨、花生、西瓜

注意事项

通过检查找到咯血的病因，积极治疗原发病，减少患儿的活动，避免情绪激动，禁食刺激性食物，避免剧咳或用力排便，以免诱发再次咯血。同时，咯血的患儿要尽量注意休息，平卧，饮食多以易消化的食物为主，如米粥、蛋羹等。

推荐食材

莲子	银耳	蜂蜜	猪血	萝卜

取穴技巧

尺泽穴

患儿伸臂向前,仰掌,掌心朝上,微微弯曲约35度。父母以右手手掌由下而上轻托患儿肘部。弯曲大拇指,指腹所在的肘窝中一大凹陷处即是。

程度	拇指压法	时间 / 分钟
适度		1~3

鱼际穴

患儿伸臂向前,仰掌,父母以一手手掌轻握患儿手背,弯曲大拇指,以指甲尖垂直下按第一掌骨侧中点的肉际处即是。

程度	拇指压法	时间 / 分钟
重		1~3

膻中穴

患儿仰卧,父母伸双手向患儿胸,手掌放松,约成瓢状,掌心向下,中指指尖置于双乳的中点位置即是。

程度	中指压法	时间 / 分钟
重		1~3

刮痧疗法

第一步，用面刮法刮拭脊背部的肺俞穴。

第二步，用面刮法刮拭小手臂阳面的曲池穴、三阳络穴。

第三步，用面刮法刮拭小手臂阴面的尺泽穴、郄门穴。

第四步，用面刮法刮拭大腿内侧的血海穴。

曲池穴
手心向里，屈肘横纹头，在外辅骨内陷中

肺俞穴
背部，第三胸椎棘突下，旁开1.5寸处

三阳络穴
前臂后侧，阳池穴上3寸处

尺泽穴
上肢，肘横纹中，大筋外侧陷处，仰掌屈肘为穴

血海穴
下肢髌骨内上缘2寸，股内肌的隆起上

郄门穴
手腕横纹正中直上5寸，两筋之间

父母刮痧		
时间	运板	次数
10~15分钟	面刮法	30次

溺水急救

夏季是儿童溺水死亡的高发期，靠近江、河、水塘的地方儿童溺水事件尤为多见，溺水在儿童意外死亡中占很大的比例。由于儿童在溺水后容易紧张，且自我控制能力弱，因此较成人而言，自我解救的能力更弱。若在落水 2~3 分钟后被救起，则症状较轻微，一旦时间较长，则抢救的成功率就降低了。

特效穴位

水沟穴

属督脉的穴位，位于人体上唇上中部，人中沟的上 1/3 与中 1/3 的交点处，用指压时有强烈的压痛感。

父母弯曲食指，以指尖揉按穴位，有特别刺痛的感觉。每次左右手揉按各 1~3 分钟，先左后右。

涌泉穴

属足少阴肾经经脉的穴位，在足底足前部的凹陷处，第二、三趾的趾缝纹头端和足跟连线的前 1/3 处。

父母以大拇指指腹由下往上推按，每日早晚、左右足心各推按 1~3 分钟。

合谷穴

属手阳明大肠经经脉上的穴位，当拇指和食指伸张时，在第一、二掌骨的中点，稍微偏向食指处。

父母手掌轻握患儿拳，以大拇指指腹垂直按压穴位，每次按压左手和右手各 1~3 分钟。

注意事项

父母要教导孩子在游泳时注意以下几点：

1. 游泳前一定要做好暖身运动。

2. 太饱、太饿或过度疲劳时，不要游泳。

3. 不要立马跳入泳池，要先在四肢洒点水，然后再跳入水中。

4. 游泳过程中如果发生腹部疼痛，则应上岸，然后喝一些热的饮料或热汤，以保持身体温暖。

推荐食材

豆腐	牛奶	香蕉	鸡蛋	白菜

取穴技巧

水沟穴

患儿正坐，父母伸手置患儿面部，5指朝上，掌心朝内，弯曲食指置于鼻沟中上部即是。

程度	食指压法	时间 / 分钟
重		1~3

涌泉穴

患儿俯卧，父母用手轻握患儿腿，4指置于足背，弯曲大拇指按压处即是该穴位。

程度	拇指压法	时间 / 分钟
重		1~3

合谷穴

患儿手轻握空拳，弯曲拇指与食指，两指指尖轻触、立拳，父母以手掌轻握患儿拳外，以大拇指指腹垂直下压即是。

程度	拇指压法	时间 / 分钟
重		1~3

刮痧疗法

第一步，用点按法刮拭鼻柱上的人水沟穴。

第二步，用面刮法刮拭中指上的中冲穴。

第三步，用点按法刮拭会阴部的会阴穴。

第四步，用垂直按揉法刮拭太冲穴。

第五步，用面刮法刮拭足底的涌泉穴。

水沟穴
面部，当人中沟的上1/3与中1/3交点处

会阴穴
会阴部正中

涌泉穴
足底，足趾骨中央微前方

中冲穴
中指尖端的中央

太冲穴
足背，第一、二跖骨
结合部之前凹陷中

父母刮痧		
时间	运板	次数
10~15 分钟	面刮法 点按法 垂直按揉法	20~30 次

第三章

经络保健康

消除疲劳

学龄儿童面临着越来越重的学业负担，学习、生活节奏长期处于紧张状态，长时间坐在教室，肌肉酸痛、四肢乏力、用眼过度、大脑倦怠，导致学生长期处于疲劳状态。父母要帮助孩子改变不良的学习习惯，同时配合学校不给孩子过重的学习压力和精神压力，同时以按摩、刮痧等方式为辅助，配合饮食疗法，帮助孩子缓解疲劳。

特效穴位

劳宫穴

属手厥阴心包经经脉的穴位，在人体的手掌心，即握拳屈指时，中指指尖所在的部位。

父母以手轻握患儿手背，4 指置手背，弯曲大拇指，用指甲尖垂直掐按。每天早晚、左右各掐按 1 次，每次 1~3 分钟，先左后右。

涌泉穴

属足肾经经脉的穴位，在足底足前部的凹陷处，第二、三趾的趾缝纹头端和足跟连线的前 1/3 处。

父母以大拇指指腹由下往上推按，每日早晚、左右足心各推按 1~3 分钟。

少府穴

属于手少阴心经经脉的穴位，位于第四、第五掌骨之间，屈指握拳时，小指尖处。

父母以一手 4 指轻握患儿手背，弯曲大拇指，以指尖按压穴位，每日早晚、左右各揉（或掐）按 3~5 分钟。

飞扬穴

属足太阳膀胱经经脉的穴位，在小腿后面，外踝后，昆仑穴直上 5 寸，承山穴外下方 1 寸处。

父母以食指、中指指腹揉按穴位，每次左右各揉按 1~3 分钟。

食疗保健

忌食：冷水

多食：鸡蛋、水果、动物肝脏

注意：每天晚上睡觉前半小时喝一杯温热的牛奶，或是饮用少许蜂蜜水，可以很好地促进孩子的睡眠及消除疲劳。

推荐食材

苹果	菠菜	猕猴桃	榛子	牛奶

取穴技巧

劳宫穴

患儿手平伸，微曲约45度，掌心向上，轻握拳，屈向掌心，中指所对应的掌心位置即是劳宫穴。

程度	拇指压法	时间 / 分钟
重		1~3

涌泉穴

患儿俯卧，父母用手轻握患儿腿，4指置于足背，弯曲大拇指按压处即是该穴位。

程度	拇指压法	时间 / 分钟
重		1~3

少府穴

患儿正坐伸手，仰掌，屈肘向上约45度，大拇指以外的4指屈向掌中，当小指与无名指指尖中间与感情线交会处即是。

程度	拇指压法	时间 / 分钟
适度		3~5

飞扬穴

患儿仰卧，双腿趋向自己的身体，父母一手4指并拢，以食指、中指指腹顺着患儿跟腱外侧的骨头向上摸，小腿肌肉的边缘处即是该穴。

程度	二指压法	时间 / 分钟
适度		1~3

刮痧疗法

第一步，眼部：用垂直按揉法刮拭睛明穴；用平面按揉法从内眼角沿上眼眶经攒竹穴、鱼腰穴向外刮至瞳子髎穴，再从内眼角沿下眼眶经承泣穴缓慢向外刮至瞳子髎穴，力道适中且平衡，各5~10次。

第二步，肩颈部：用面刮法从上往下刮拭颈部督脉的风府穴至大椎穴，用双角刮法刮拭两侧膀胱经天柱穴至大杼穴，用单角刮法刮拭双侧风池穴，用面刮法从内向外刮拭肩井穴。

第三步，腰背部：用面刮法刮拭背部督脉大椎穴至至阳穴，膀胱经经大杼穴至膈俞穴。

第四步，腿部：用面刮法从上到下刮拭委中穴、委阳穴。

风池穴
项部，风府穴两旁凹陷处

天柱穴
项部，哑门穴向外旁开1寸处

大椎穴
第七颈椎与第一胸椎棘突之间

至阳穴
背部，当后正中线上，第七胸椎棘突下凹陷中

风府穴
头部后发际正中上1寸处

肩井穴
颈外1横指肌肉高处，按之有凹陷为穴

大杼穴
第一胸椎棘突下，旁开1.5寸处

膈俞穴
背部，当后正中线上，第7胸椎棘突下凹陷中

睛明穴
目内眦旁0.1寸处

鱼腰穴
额部，瞳孔直上，眉毛中

瞳子髎穴
面部目外眦旁，当眶外边缘处

攒竹穴
面部，眉头陷中。眶上切迹处

承泣穴
面部，瞳孔直下，眼球与眶下缘之间

委中穴
腘横纹中央

委阳穴
腘横纹中央

父母刮痧		
时间	运板	次数
10~15分钟	平面按揉法 垂直按揉法 双角刮法 单角刮法 面刮法	30次

改善睡眠

睡眠对孩子的成长发育有着极为重要的作用，睡眠不好不仅会影响孩子的生长，还会对智力发育、身体免疫力产生影响。中医理论认为："阳气尽则卧，阴气尽则寐。"因此，孩子的睡眠不好多因心火过旺、心肾失和、阴阳失调所致。通过按摩和刮拭头部和足部等身体部位的穴位，可以振奋阳气、滋阴降火、调节阴阳，有效改善孩子的睡眠状况。

特效穴位

涌泉穴

属足少阴肾经经脉的穴位，在足底足前部的凹陷处，第二、三趾的趾缝纹头端和足跟连线的前 1/3 处。

父母以大拇指指腹由下往上推按，每日早晚、左右足心各推按 1~3 分钟。

厉兑穴

属足阳明胃经经脉的穴位，厉兑穴在食指外侧，位于指甲生长处的边角、向中指靠近 2 毫米的地方；第二厉兑穴在第二足趾甲根、边缘中央下方的 2 毫米处；第三厉兑穴在脚（右脚）的第三根趾头的第一关节和第二关节之间。

父母以大拇指指甲垂直掐按穴位，每日早晚各掐按 1~3 分钟，先左后右。

百会穴

属督脉的穴位，位于人体头部，在头顶正中线与两耳尖端连线的交点处。

父母先用左手中指按压在穴位上，右手中指按在左手中指指甲上，双手中指交叠，同时向下用力揉按穴位，有酸胀、刺痛的感觉。每次各揉按 1~3 分钟。

食疗保健

1. 睡前饮 1 杯热牛奶，可以帮助孩子镇定精神，促进睡眠。

2. 将鲜橘皮或梨皮、香蕉皮 50~100 克，放入一个不封口的小袋内。晚上睡前把它放在枕边，帮助孩子睡眠。

注意：父母要帮助孩子养成良好的作息规律，形成睡眠生物钟，睡前不让孩子接触过多的刺激，让孩子可以安静进入睡眠状态。

此外，饮食习惯对改善睡眠也很重要。父母要保证孩子晚餐不要吃得过饱，也不要吃完就睡，晚餐时间最好安排在睡前 4~5 小时。

推荐食材

核桃	红枣	小麦	桑葚	莲子

取穴技巧

涌泉穴

患儿俯卧，父母用手轻握患儿腿，4 指置于足背，弯曲大拇指按压处即是该穴位。

程度	拇指压法	时间 / 分钟
重		1~3

厉兑穴

患儿正坐屈膝，把脚抬起放在另一腿上。父母用一手的 4 指置患儿脚底托着，拇指在脚背。弯曲大拇指下压，其指甲所在第二趾外侧指甲角处即是。

程度	拇指压法	时间 / 分钟
适度		1~3

百会穴

患儿背坐，父母举双手，虎口张开，大拇指指跟碰触患儿耳尖，掌心向头，4 指朝上。双手中指在头顶正中相碰触所在穴位即是。

程度	中指折叠法	时间 / 分钟
轻		1~3

刮痧疗法

第一步，用角刮法刮拭督脉的百会穴。

第二步，用单角刮法刮拭头部后的安眠穴。

第三步，用面刮法刮拭脚底部的涌泉穴。

百会穴
头顶中央，耳尖直上方处，前对鼻尖

安眠穴
翳风穴与风池穴连线的中点处

涌泉穴
足底，足趾骨中央微前方

父母刮痧		
时间	运板	次数
10~15 分钟	角刮法 面刮法	30 次

安神定志

　　小儿时期的生理特点是机体柔嫩、气血未充、经脉未盛、神识未发、精气未足、神经系统发育不完全，对于外界事物的刺激反应非常敏感，易受惊吓，严重时甚至导致惊厥，特别是在患病期间更是如此。通过推拿穴位和刮痧的安神保健法，可以帮助孩子培补元气、揉肝息风、宁心安神，增强孩子适应外部环境的能力，保护孩子的身心健康。

推拿疗法

　　1. 清肝经、补肝经各5分钟，按揉小天心100次，清天河水5分钟，按揉患儿10指螺纹面2分钟。

　　2. 按揉大椎穴向下按揉沿督脉，同时按揉太阳经的心俞、膈俞、肝俞、胆俞、肾俞等穴，直至尾闾部，一般2~3分钟。

特效穴位

神门穴

　　属于手少阴心经经脉的穴位，该处穴位在手腕关节的手掌一侧，尺侧腕屈肌腱的桡侧凹陷处。

　　父母弯曲大拇指，以指甲尖垂直掐按穴位，每日早晚、左右手各掐按3~5分钟，先左后右。

小海穴

　　属手太阳小肠经经脉的穴位，在人体的肘内侧，当尺骨鹰嘴与肱骨内上髁之间的凹陷处。

　　父母以大拇指指腹垂直触压揉按穴位，每次左右各揉按1~3分钟。

内关穴

　　属手厥阴心包经经脉的穴位，在人体的前臂掌侧，从近手腕的横皱纹的中央，往上大约3指宽的中央部位。

　　父母用大拇指指尖或指甲尖垂直掐按穴位，有特别酸、胀、微痛的感觉。每天早晚、左右各掐按1~3分钟，先左后右。

劳宫穴

　　属手厥阴心包经经脉的穴位，在人体的手掌心，即握拳屈指时，中指尖的部位。

　　父母以手轻握患儿手掌，4指置手背，弯曲大拇指，用指甲尖垂直掐按。每天早晚、左右各掐按1次，每次1~3分钟，先左后右。

推荐食材

红枣	桂圆	苹果	核桃	荔枝

取穴技巧

神门穴

患儿正坐，伸手、仰掌，屈肘向上约45度，在无名指与小指掌侧向外方，父母用另一手4指握住患儿手腕，弯曲大拇指，指甲尖所到的豆骨下、尺骨端凹陷处即是。

神门

程度	拇指压法	时间 / 分钟
适度		3~5

小海穴

患儿伸臂屈肘向头，上臂与前臂约呈90度。父母一手轻握患儿肘尖，大拇指指腹所在的两骨间即是该穴。

肘尖

小海

程度	拇指压法	时间 / 分钟
适度		1~3

内关穴

父母将一手中间3个手指头并拢，无名指放在患儿手腕横纹上，这时食指和患儿手腕交叉点的中点，就是内关穴。

内关

程度	拇指压法	时间 / 分钟
重		1~3

劳宫穴

患儿手平伸，微曲约45度，掌心向上，轻握拳，屈向掌心，中指所对应的掌心位置即是劳宫穴。

劳宫

程度	拇指压法	时间 / 分钟
重		1~3

食疗保健

多食：柠檬、大米、菠菜、胡萝卜、土豆

小米枣仁粥：小米 100 克，枣仁末 15 克，蜂蜜 30 克，将小米煮粥，熟后加入枣仁末，搅匀，食用时加蜂蜜调味。每日 2 次。

注意：孩子在受到惊吓时，父母要引导孩子多做几个深呼吸，可以有效缓解心率过快，起到宁心安神的作用。

刮痧疗法

第一步，用面刮法刮拭背部的心俞穴和神堂穴。

第二步，用单角刮法刮拭胸部正中膻中穴至巨阙穴。

第三步，用面刮法从上到下刮拭上肢尺泽穴、曲泽穴、少海穴、内关穴。

心俞穴
背部，第五胸椎棘突下，旁开1.5寸处

神堂穴
背部，第五椎胸椎棘突下，旁开3寸处

膻中穴
胸部，当前正中线上，平第四肋间，两乳头连线的中点处

巨阙穴
上腹部，前正中线上，当脐中上4寸处

曲泽穴
肘横纹中，肱二头肌腱尺侧缘处

尺泽穴
上肢，肘横纹中，大筋外侧陷处，仰掌屈肘为穴

内关穴
前臂掌侧，腕横纹上2寸，掌长肌腱与桡侧腕屈肌腱之间

少海穴
屈肘，在肘横纹内侧端与肱骨内上髁连线的中点处

父母刮痧		
时间	运板	次数
10~15 分钟	面刮法 单角刮法	30 次

益智健脑

小儿出生后 1~3 年是大脑发育的黄金时期，这一阶段大脑皮层发育迅速，因此 1~3 岁是开发孩子智力的黄金时期，且越早开发越好，帮助孩子变聪明，既需要合理的饮食搭配，还可通过推拿、刮痧的保健法，全面启发孩子智力。

推拿疗法

1. 患儿俯卧，父母用双手大鱼际上下擦脊柱，以发热为度，点揉肝俞穴、脾俞穴、肾俞穴各 1 分钟。

2. 患儿仰卧，推坎宫数次，按揉太阳穴、头维穴、百会穴、四神聪穴、风池穴、强间穴、天柱穴各半分钟。

3. 患儿坐位，父母搓揉患儿枕后，以温热为度，拿揉肩部，按揉风府穴、肩井穴、合谷穴、后溪穴各 1 分钟。

4. 按揉二人上马 30 分钟。每日 1~2 次，可长期坚持。

特效穴位

百会穴

属督脉的穴位，位于人体头部，在头顶正中线与两耳尖端连线的交点处。

父母先用左手中指按压在穴位上，右手中指按在左手中指指甲上，双手中指交叠，同时向下用力揉按穴位，有酸胀、刺痛的感觉。每次各揉按 1~3 分钟。

四神聪穴

属经外穴位，在头顶部，百会穴前后左右各 1 寸处，共 4 穴。

父母用中指和食指指腹先逐一揉按左右四神聪穴，再逐一揉按前后四神聪穴。每次各揉按 1~3 分钟。

三阴交穴

属足太阴脾经经脉的穴位，在人体小腿内侧，足内踝上缘 3 指宽，踝尖正上方胫骨边缘凹陷中。

父母以大拇指指尖垂直按压穴位，每天早晚各 1 次，每次左右足各揉按 1~3 分钟。

身柱穴

属督脉的穴位，在人体后背部，当后正中线上，第三胸椎棘突下凹陷处。

父母把食指叠加在中指指背上，一起用力揉按穴道，有刺痛的感觉。每次左右手各揉按 3~5 分钟，先左后右。

食疗保健

多食：蔬菜、鱼、鸡蛋、豆制品、核桃、水果

猪肝泥：鲜猪肝 100 克，去筋膜，洗净，放入锅内煮熟，然后切成小块，并剁成泥状，加入温开水调节干稠度，可喂 7 个月以上的宝宝。

注意：除了在饮食方面，父母还要帮助孩子养成良好的作息习惯，并为孩子创造一个安全、健康的生活环境，避免孩子成为家庭装修、吸烟的受害者。

取穴技巧

百会穴

患儿背坐，父母举双手，虎口张开，大拇指指跟碰触患儿耳尖，掌心向头，4 指朝上。双手中指在头顶正中相碰触所在穴位即是。

程度	中指折叠法	时间 / 分钟
轻		1~3

四神聪穴

患儿正坐，父母在患儿头顶部百会穴前后左右各 1 寸处取穴，共 4 个穴位。

程度	二指压法	时间 / 分钟
轻		1~3

三阴交穴

患儿正坐，抬脚置另一腿上，父母一手（除大拇指外）四指并拢伸直，并将小指置于患儿足内踝上缘处，则食指下、踝尖正上方胫骨边缘凹陷处即是。

程度	拇指压法	时间 / 分钟
适度		1~3

身柱穴

患儿背坐或俯卧，父母放一手在患儿背后正中线上，第三胸椎棘突下凹陷中穴位，中指所在位置即是穴位。

程度	中指折叠法	时间 / 分钟
重		3~5

刮痧疗法

第一步，用角刮法刮拭百会穴、神庭穴和脑户穴。

第二步，用面刮法从上而下刮拭足三里穴、阳陵泉穴、太溪穴。

第三步，用面刮法刮拭涌泉穴。

神庭穴
头部，当前发际正中直上0.5寸处

百会穴
头顶中央，耳尖直上方处，前对鼻尖

脑户穴
头部后发际正中直上2.5寸，枕外隆凸的上缘凹陷处

涌泉穴
足底，足趾骨中央微前方

阳陵泉穴
小腿外侧，当腓骨小头前下方凹陷处

太溪穴
足内侧，内踝后方，当内踝尖与跟腱之间的凹陷处

足三里穴
外侧膝眼下直下3寸，距胫骨前嵴1横指处

父母刮痧

时间	运板	次数
10~15 分钟	角刮法 面刮法	30 次

第三章　经络保健康

开胃消食

脾胃功能的健康对孩子的生长发育十分重要。一方面，小儿生长发育所需的营养物质都需要脾胃转化；另一方面，小儿的脾胃功能负担较重，一旦喂养不当，就会造成脾胃功能失调，甚至会导致脾胃病的发生。父母为孩子适当进行推拿和刮痧，可以帮助孩子健脾和胃，调理胃肠功能，增进孩子的食欲，让孩子爱吃饭、吃得香，不生肠胃病。

推拿疗法

1. 运内八卦 100~300 次，推脾经 300~500 次，推大肠 300~500 次，揉板门 300~500 次，推胃经 300~500 次。

2. 分推大横纹 100~300 次，运水入土 100~300 次，揉外劳宫 100~300 次。

3. 按揉足三里 100~300 次，按揉涌泉 100~300 次，分推腹阴阳 100~300 次，揉脐 100~300 次。

特效穴位

内庭穴

属足阳明胃经经脉的穴位，在足的次趾与中趾之间，脚叉缝尽处的凹陷中。

父母弯曲大拇指，用指尖下压揉按穴位，早晚各 1 次，先左后右，各按 1~3 分钟。

神阙穴

属任脉的穴位，位于人体的腹中部，肚脐中央。

父母用左手手掌掌心对准肚脐，覆盖在肚脐上，右手手掌覆盖于左手掌背，双手手掌同时出力，揉按穴位，有酸痛感。每次左右手在下互换，各揉按 1~3 分钟。

太白穴

属足太阴脾经经脉穴位，位于足内侧缘，当第一跖骨小头后下方凹陷处，即脚的内侧缘靠近足大趾处。

父母以大拇指指腹垂直按压穴位，每日早晚各按 1 次，每次左右各按压 1~3 分钟。

上脘穴

属任脉的穴位，在人体上腹部，前正中线上，当脐中上 5 寸处。

父母双手中指同时出力揉按穴位，有刺痛的感觉。每次揉按各 1~3 分钟，先左上右下，后右上左下。

食疗保健

多食：酸枣、莲藕、山楂、甘薯

小米粥：小米 50 克，鸡蛋 1 个，红糖适量。小米熬煮取汁，加入鸡蛋，稍煮，然后放入红糖调味即可。

糖水山楂：取适量山楂洗净、去核，放入容器中，加入开水，开水量以没过山楂为宜。盖好盖后放入微波炉，5 分钟后放入适量白糖，再放入微波炉 5 分钟。取出，待凉放入少许蜂蜜即可食用。

注意：脾胃功能不好的孩子，父母要尽量让孩子少食多餐，多吃软食，忌食生冷、酸辣和硬质食物，忌暴饮暴食。

取穴技巧

内庭穴

患儿正坐屈膝，把脚抬起，放另一腿上，父母用一手之 4 指置患儿脚掌脚底托着，大拇指在脚背，并置于次趾与中趾之间，脚叉缝尽处的凹陷中即是。

程度	拇指压法	时间 / 分钟
适度		1~3

神阙穴

患儿仰卧，在肚脐正中取穴即可。

程度	全手压法	时间 / 分钟
轻		1~3

太白穴

患儿仰卧，父母以一手的大拇指按患儿脚的内侧缘靠近足大趾的凹陷处即是。

程度	拇指压法	时间 / 分钟
适度		1~3

上脘穴

患儿仰卧，父母伸双手放于患儿胸部下方，手掌放松，约成瓢状，掌心向下，中指指尖所在位置的穴位即是。

程度	中指压法	时间 / 分钟
重		1~3

257

刮痧疗法

第一步，用面刮法刮拭膀胱经的脾俞穴至胃仓穴。

第二步，用面刮法刮拭胸腹部的中脘穴和章门穴。

第三步，用面刮法刮拭足三里穴、丰隆穴、阴陵泉穴、三阴交穴。

脾俞穴
背部，第十一胸椎棘突下，旁开1.5寸处

胃仓穴
背部，当第十二胸椎棘突下，旁开3寸处

章门穴
侧腹部，当第十一肋游离端的下方

中脘穴
腹正中线上，脐上4寸处

阴陵泉穴
胫骨内侧髁下缘凹陷中

三阴交穴
下肢，内踝尖上3寸处

足三里穴
外侧膝眼下直下3寸，距胫骨前嵴1横指处

丰隆穴
小腿前外侧，当外踝尖上8寸，条口外，距胫骨前缘2横指处

父母刮痧		
时间	运板	次数
10~15 分钟	面刮法	30 次

减肥瘦身

随着生活水平的提高，儿童肥胖正逐渐成为家长们的烦恼。医学上将体重超过同龄儿童20%以上的病症，称为"小儿肥胖症"。肥胖不仅影响了孩子的正常生活，同时对他们未来的身心健康也极为不利。除了通过控制饮食帮助孩子减肥外，适量的运动锻炼和按摩、刮痧方法也可以帮助孩子成功减肥瘦身。

推拿疗法

1. 顺时针摩腹 5~10 分钟。
2. 按揉足三里穴 30 次。
3. 按揉脾俞穴、胃俞穴各 30 次。
4. 按揉腰眼 30 次。

特效穴位

滑肉门穴

属足阳明胃经经脉的穴位，位于人体的上腹部，在肚脐上方 1 寸处，距前正中线 1.5 寸。

父母以食指、中指、无名指 3 指，指腹垂直下按，再向外拉，出力揉按，早晚各 1 次，每次揉按 1~3 分钟。

消泺穴

属手少阳三焦经经脉的穴位，在臂外侧，当清冷渊与臑会连线中点处。

患儿双手交叉，一手掌心置于另一手手臂上，父母食指向消泺穴施加压力，一压一松，每次 3~5 分钟，早晚各 1 次。

天枢穴

属足阳明胃经经脉的穴位，在中腹部，肚脐左右两侧 3 指宽处。

父母双手掌心向下，以食指、中指、无名指 3 个手指头垂直下按并向外揉压，施力点在中指指腹。每天早晚各按 1 次，每次揉按 1~3 分钟。

中脘穴

属任脉的穴位，在上腹部前正中线上，当脐中上 4 寸。

父母双手中指同时出力揉按穴位，有刺痛的感觉。每次揉按各 1~3 分钟，先左上右下，后右上左下。

推荐食材

紫菜	香蕉	苹果	木瓜	魔芋

取穴技巧

滑肉门穴

患儿仰卧，父母大拇指与小指弯曲，中间3指伸直并拢，手指朝下，以食指第一关节贴于患儿肚脐之上，则无名指第二关节所在位置即是该穴。

肚脐

程度	三指压法	时间 / 分钟
重		1~3

消泺穴

患儿正立，先用左手手掌置于右手臂中间位置，再将右手掌置于左手臂中间位置，父母左右手4指向患儿手臂施压压力，食指所在的位置即是。

程度	食指压法	时间 / 分钟
重		3~5

天枢穴

患儿仰卧或正坐，父母手背向外，大拇指与小指弯曲，中间3指并拢，以食指指腹贴于患儿肚脐，无名指所在的位置即是。

肚脐

程度	三指压法	时间 / 分钟
适度		1~3

中脘穴

患儿正坐，父母伸双手向患儿胸，掌心向里，中指的指尖放在脐中上约4寸穴位即是。

程度	中指折压法	时间 / 分钟
重		1~3

食疗保健

忌食：巧克力、油炸食物、奶油类食品

多食：蔬菜、水果、鱼、豆制品

注意：小儿肥胖症多属于单纯性肥胖，只要坚持参加体育锻炼，合理控制饮食，就可以一步步减肥成功。同时，孩子减肥不宜吃减肥药，以免引起其他疾病。

刮痧疗法

第一步，用面刮法刮拭肺俞穴、脾俞穴和肾俞穴。

第二步，用面刮法刮拭膻中穴、中脘穴、关元穴。

第三步，用平面按揉法刮拭丰隆穴、三阴交穴。

膻中穴
胸部，当前正中线上，平第四肋间，两乳头连线的中点

中脘穴
腹正中线上，脐上4寸处

肺俞穴
背部，第三胸椎棘突下，旁开1.5寸处

脾俞穴
背部，第十一胸椎棘突下，旁开1.5寸处

肾俞穴
腰部，第二腰椎棘突下，旁开1.5寸处

关元穴
腹部脐下3寸处

三阴交穴
下肢，内踝尖上3寸处

丰隆穴
小腿前外侧，当外踝尖上8寸，条口外，距胫骨前缘2横指处

父母刮痧		
时间	运板	次数
10~15分钟	面刮法 平面按揉法	30次

考前保健

学龄时期的儿童面临各种大大小小的考试，特别是中考、高考等决定孩子未来的重大考试，更是非常重要。如何让孩子以平常心面对考试，缓解考试带来的紧张情绪，保证知识水平正常发挥，是所有父母都十分关心的。在考试之前为孩子适当进行推拿按摩和刮痧，有助于孩子缓解疲劳，减轻压力，提神醒脑。

推拿疗法

1. 按揉太阳穴、攒竹穴、睛明穴各 1 分钟。
2. 拿肩井穴、天宗穴各 1 分钟。
3. 按揉足三里穴 1 分钟。

特效穴位

百会穴

属督脉的穴位，位于人体头部，在头顶正中线与两耳尖端连线的交点处。

父母先用左手中指按压在穴位上，右手中指按在左手中指指甲上，双手中指交叠，同时向下用力揉按穴位，有酸胀、刺痛的感觉。每次各揉按 1~3 分钟。

太阳穴

属经外穴，在颞部，当眉梢与目外眦之间，向后约 1 横指凹陷处。

父母将双手大拇指指腹分别按在头两侧的太阳穴上，稍微用力，有微痛的感觉，每次顺、逆时针方向各按揉 10~20 次。

印堂穴

属经外穴，在额部，当两眉头中间。

父母用食指指腹按揉或用食指指甲尖掐按，先左手后右手，每次各揉（掐）按 1~3 分钟。

食疗保健

忌食：油炸、糖

多食：牛奶、豆制品、蔬菜、水果

注意：重大考试对考生的重要程度不言而喻，但家长不要过度迷信安神补脑类营养品，合理饮食，注意休息，才能以平常心面对考试。

推荐食材

鸡蛋	三文鱼	花生	香菇	胡萝卜

取穴技巧

百会穴

　　患儿背坐，父母举双手，虎口张开，大拇指指跟碰触患儿耳尖，掌心向头，4指朝上。双手中指在头顶正中相碰触所在穴位即是。

程度	中指压法	时间 / 分钟
轻		1~3

太阳穴

　　患儿正坐，父母举双手，大拇指放在患儿眉梢至耳朵之间约1/3处，大拇指指腹处在的最凹陷处即是该穴。

程度	拇指压法	次数
适度		10~20

印堂穴

　　患儿正坐或仰卧，父母举一手，将食指指腹放于患儿两眉头连线与前正中线之交点处即是该穴。

程度	食指压法	时间 / 分钟
适度		1~3

刮痧疗法

第一步，用角刮法刮拭百会穴。

第二步，用平面按揉法刮拭手腕处的内关穴和手掌处的劳宫穴。

第三步，用面刮法刮拭足底的涌泉穴。

百会穴
头顶中央，耳尖直上方处，前对鼻尖

内关穴
前臂掌侧，腕横纹上2寸，掌长肌腱与桡侧腕屈肌腱之间

劳宫穴
第二、三指掌关节之后，掌骨间

涌泉穴
足底，足趾骨中央微前方

父母刮痧		
时间	运板	次数
10~15 分钟	平面按揉法 角刮法 面刮法	25~30 次